探索家

少年中国科技·未来科学➕丛书　　格致论道／编　　生命健康篇

（演讲）
蒲慕明/钱韦/
包爱民

为什么
快乐
会"断电"

CTS K 湖南科学技术出版社

国家一级出版社　全国百佳图书出版单位

长沙

图书在版编目（CIP）数据

为什么快乐会"断电" / 格致论道编. -- 长沙：湖南科学技术出版社，2025. 8. --（少年中国科技·未来科学+）. -- ISBN 978-7-5710-3545-7

Ⅰ. R-49

中国国家版本馆CIP数据核字第2025VR7505号

WEISHENME KUAILE HUI DUANDIAN

为什么快乐会"断电"

编　　者：格致论道

出 版 人：潘晓山

责任编辑：邹莉

出　　版：湖南科学技术出版社

社　　址：长沙市芙蓉中路一段416号泊富国际金融中心

网　　址：http://www.hnstp.com

发　　行：未读（天津）文化传媒有限公司

印　　刷：北京雅图新世纪印刷科技有限公司

厂　　址：北京市顺义区李遂镇崇国庄村后街151号

版　　次：2025年8月第1版

印　　次：2025年8月第1次印刷

开　　本：880 mm×1230 mm　1/32

印　　张：6.25

字　　数：152千字

书　　号：ISBN 978-7-5710-3545-7

定　　价：45.00元

关注未读好书

客服咨询

编委会

推荐序（一）

近年来，我们国家在科技领域取得了巨大的进步，仅在航天领域，就实现了一系列令世界瞩目的成就，比如"嫦娥工程"、"天问一号"、北斗卫星导航系统、中国空间站等。这些成就不仅让所有中国人引以为傲，也向世界传达了一个重要信息：我们国家的科技水平已经能够比肩世界最先进水平。这也激励着越来越多的年轻人投身科技领域，成为我国发展的中流砥柱。

我从事的是地球化学和天体化学研究，就是因为少年时代被广播中的"年轻的学子们，你们要去唤醒沉睡的高山，让它们献出无尽的宝藏"深深地打动，于是下定决心学习地质学，为国家寻找宝贵的矿藏，为国家实现工业化贡献自己的力量。1957年，我成为中国科学院的副博士研究生。在这一年，人类第一颗人造地球卫星"斯普特尼克1号"发射升空，标志着人类正式进入了航天时代。我当时在阅读国内外学术著作和科普图书的过程中逐渐了解到，太空将成为人类科技发展的未来趋势，这使我坚定了自己今后的科研方向和道路，于是我的研究方向从"地"转向了"天"。可以说，科普在我人生成长中扮演了非常重要的角色。

做科普是科学家的责任、义务和使命。要想做好科普，就要将人文注入大众觉得晦涩难懂的科学知识中，让科学知识与有趣的内容相结合。作为科学家，我们不仅要普及科学知识，还要普及科学方法、科学道德，弘扬科学精神、科学思想。中华民族是一个重视传承优良传统的民族，好的精神会代代相传。我们的下一代对科学的好奇心、想象力和探索力，以及他们的科学素养与国家未来的科技发展息息相关。

　　"格致论道"推出的《少年中国科技·未来科学+》丛书是一套面向下一代的科普读物。这套书汇集了100余位国内优秀科学家的演讲，涵盖了航空航天、天文学、人工智能等诸多前沿领域。通过阅读这套书，青少年将深入了解中国在科技领域的杰出成就，感受科学的魅力和未来的无限可能。我相信，这套书将会为他们带来巨大的启迪和激励，帮助他们打开视野，体会科学研究的乐趣，感受榜样的力量，树立远大的志向，将来为我们国家的科技发展做出贡献。

中国科学院院士　欧阳自远

推荐序（二）

近年来，听科普报告日益流行，成了公众社会生活的一部分，我国也出现了许多和科普相关的演讲类平台，其中就包括由中国科学院全力打造的"格致论道"新媒体平台。自2014年创办以来，"格致论道"通过许多一线科学家和思想先锋的演讲，分享新知识、新观点和新思想。在这些分享当中，既有硬核科学知识的传播，也有展现科学精神的事例介绍，还有人文情怀的传递。截至2024年3月，"格致论道"讲坛已举办了110期，网络视频播放量超过20亿次，成为公众喜欢的一个科学文化品牌。

现在，"格致论道"将其中一批优秀的科普演讲结集成书，丛书涵盖了多个热门科学领域，用通俗易懂的语言和丰富的插图，向读者展示了科学的瑰丽多彩，让公众了解科学研究的最前沿，了解当代中国科学家的风采，了解科学研究背后的故事。

作为一名古生物学者，我有幸在"格致论道"上做过几次演讲，分享我的科研经历和科学发现。在分享的过程中，尤其是在和现场观众的交流中，我感受到了公众对科学的热烈关注，也感受到了年轻一代对未知世界的向往。其实，公众对科普的需求，对科普日益增加的热情，我不仅在"格致论道"这一个新媒体平台上，而且在一些其他的科普演讲场所里，都能强烈地感受到。

回想二十多年前，我第一次在国内社会平台上做科普演讲，到场听众只有区区几人，让组织者感到很尴尬。作为对比，我同时期也在日本做过对公众开放的科普演讲，能够容纳数百人甚至上千人的报告厅座无虚席。令人欣慰的是，随着我国经济社会的发展，公众对科学的兴趣越来越大，越来越多的家庭把听科普报告、参加各种科普活动作为家庭活动的一部分。这样的变化是许多因素共同发力促成的，其中一个重要因素就是有像"格致论道"这样的平台持续不断地向公众提供优质的科普产品。

再回想1988年我接到北京大学古生物专业录取通知书的时候，连这个专业的名字都没有听说过，甚至我的中学老师都不知道这个专业是研究什么的。但今天的孩子对各种恐龙的名字如数家珍，我也收到过一些"恐龙小朋友"的来信，说长大以后要研究恐龙。我甚至还遇到这样的例子：有孩子在小时候听过我的科普报告或者看过我参与拍摄的纪录片，长大后选择从事科学研究工作。这说明，我们日益友好的科普环境帮助了孩子的成长，也促进了我国科学事业的发展。

与此同时，社会的发展也给现在的孩子带来了更多的诱惑，年轻一代对科普产品的要求也更高了。如何把科学更好地推向公众，吸引更多人关注科学和了解科学，依然是一个很有挑战性的问题。希望由"格致论道"优秀演讲汇聚而成的这套丛书，能够在这方面发挥作用，让孩子在学到许多硬核科学知识的同时，还能够帮助他们了解科学方法，建立科学思维，学会用科学的眼光看待这个世界。

中国科学院院士

目录

认识疼痛，远离痛苦   2

表观遗传：为什么基因"记得"父母   20

抗衰超能力：神奇的远古病毒和自愈因子   34

别小看了睡眠：生物钟的运转奥秘   48

再生医学打造"人体4S店"   68

"百年孤独"的阿尔茨海默病   80

从理解大脑到模仿大脑：脑科学的未来   96

失控的进食，一场与身体的斗争   112

天才也会得的病：躁郁症不是你的错   126

为什么快乐会"断电"：抑郁症的科学真相   144

噬菌体，超级细菌的克星   158

细菌和人，谁的智商更高   170

认识疼痛，远离痛苦

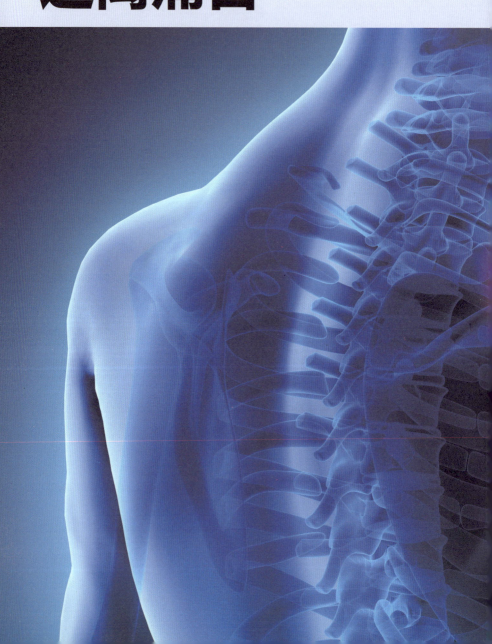

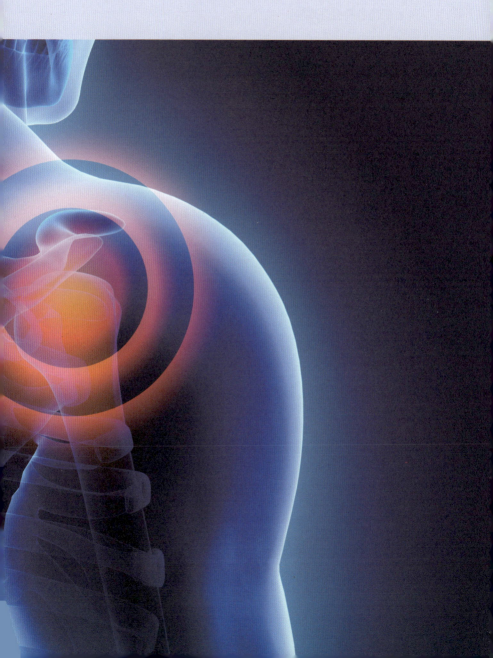

胡理
中国科学院心理研究所研究员

"疼痛"这一话题与我们的生活密切相关，比如我们常常抱怨脖子疼、腰疼、手疼和腿疼，但实际上，疼痛并不是一件简单的事情，它比我们想象的复杂得多。疼痛包括生理性的，还包括心因性的；既有急性的，也有慢性的。根据不完全统计，我国至少有1亿人正在经历各种慢性疼痛。

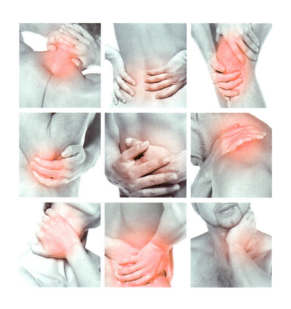

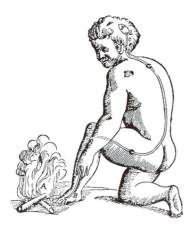

　　那么，疼痛究竟是什么呢？早在1640年，法国科学家笛卡儿就提出了关于疼痛的理论。他将疼痛视为一个警报系统。

　　如左图所示：当把脚放在火的旁边时，火会烧伤脚部。脚在感受到这个刺激后，会发出信号，这个信号通过一条精细的通路传递到大脑，产生警报。

400年过去了，我们对疼痛的认识更加深入。我们了解到，我们的皮肤中存在各种各样的感觉纤维：其中有粗大的Aβ纤维，主要负责传递触觉；还有较细的，如Aδ纤维和C纤维，它们分别负责传递疼痛中的快疼和慢疼。

快疼类似于生活中被针扎的感觉，是一种尖锐而清晰的疼痛，而慢疼则像是在生活中被烫伤时那种弥漫性、钝痛的感觉。无论是快疼还是慢疼，一旦皮肤中的外周感受器被激活，这种伤害性感受就会通过神经纤维传递到脊髓、丘脑，然后到达大脑，在多个脑区的共同作用下，疼痛的感觉便会产生。

不可或缺的疼痛

基于上述介绍，大家可能会有这样的固有印象：疼痛和伤害是密不可分的，有了伤害就一定会有疼痛。其实不然，在这里，我举几个例子来说明。

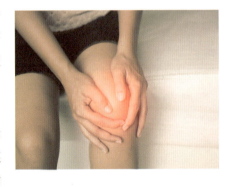

在某个部落中，有一个古老的选取部落首领的仪式相当匪夷所思。仪式中，人们会用三个钩子钩住候选者的皮肤，将其整个吊起，候选者若能扛过去，便可以证明自己足够坚强与勇敢，从而具备成为首领的资格。想到这个画面，一般人会觉得这个人必定疼得难以忍受。但根据他的行为反应、生理反应以及后面的自述，他并没有感觉到太痛。由此可见，当他一心想着通过仪式就能成为首领时，身体上的这种疼痛感在他眼里也就变得无足轻重了。

再来看一个有趣的例子。一位妈妈以前在给孩子剪指甲时，不小心剪伤了孩子的手指，那么之后当这位妈妈再给他剪指甲时，孩子一定异常紧张，因为他对疼痛产生了恐惧。即使在没有实际伤害的情况下，他也会表现得痛苦不堪，甚至直接晕倒。

那么，有人会问，疼痛是一种非常难受和痛苦的体验，天生没有疼痛是不是一件很美好的事情呢？其实，答案并非如此肯定。

研究中报道过很多没有痛觉的小孩。其中有的手指被咬掉了，有的嘴唇被咬掉一截，有的甚至骨折了，但他们没怎么感觉到疼

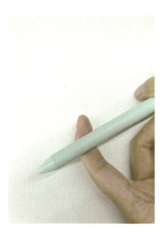

痛。由此我们很容易想到，疼痛在我们的日常生活中实际上起着保护作用，对于我们的生存至关重要。大家可以用圆珠笔做一个实验：用它压一下自己的手指，使劲地压。如果你能感觉到疼痛，这说明你仍被疼痛保护着。那么，恭喜你，你是一个正常人。

那些天生感觉不到疼痛的人实际上患有一种叫作"先天性疼痛缺失"的疾病。据记载，最长寿的患者是一位来自加拿大的女士，她活到了22岁。因为她的父亲是一名医生，深知这种疾病的严重后果，所以他和她的母亲还有她的兄弟姐妹在生活中对她给予了无微不至的照顾，才使得她能够长大成人，并最终考上大学。

但为什么她在22岁时还是去世了呢？因为她在这一年得了脊髓炎。这涉及疼痛的第二重保护机制：当我们感受到疼痛时，我们通常会选择躺下或者至少不去移动受伤的部位。不移动有助于伤口的修复。

然而，如果我们感觉不到疼痛，就可能继续活动，这样伤口就得不到修复，导致严重的炎症反应，而她的父母或者医生并未察觉

到这种炎症反应。由于第二重保护机制的缺失，她还是年纪轻轻的就去世了。因此，疼痛对于维持我们的生存是非常重要的。

疼痛时，我们的大脑在做什么？

疼痛是如此重要，同时也复杂多变。我们发现，当我们经历疼痛时，大脑内会有许多复杂的反应。

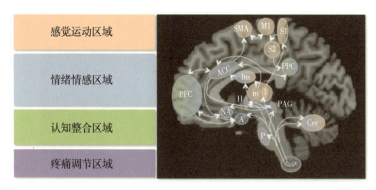

Borsook, Neuroscientist, 2010

例如，上图中的黄色区域负责感觉运动，它会告诉我们疼痛的来源和强度，以及在疼痛时我们应该如何反应，如缩回手。蓝色区域涉及情绪，它让我们意识到我们对疼痛的厌恶程度。绿色区域负责认知整合，它帮助我们思考疼痛的后果，以及应对方法。此外，紫色区域是疼痛调节的中心，它既可以放大疼痛，也可以减轻疼痛。比如当我们处于焦虑状态时，疼痛会加剧，而我们将注意力转移时，疼痛则可能会减弱。因此，疼痛是多种脑区共同作用的结果，既复杂又多变，对我们的生存至关重要。

根据之前的讨论，我们了解到，固定的损伤并不意味着固定的疼痛，这两者是可以分开的。另一个重要的信息是，疼痛的产生源于大脑，没有大脑就没有疼痛。因此，尽管我们常常说手疼或脚疼，实际上，疼痛的感知都是由大脑产生的。

还有一个值得注意的现象，大家可能有所接触。某些特殊的患者曾经历过车祸或其他事故，手脚被截肢，但他们仍然能感受到自己的手或脚，这种感觉被称为"幻肢感"。在一些幻肢感患者中，他们会感觉到失去的手或脚仍然疼痛，这种感觉被称为"幻肢痛"。我曾接触过几个幻肢痛患者，他们能够非常清晰地描述这种疼痛的特征，比如像针扎的疼还是火烧的疼。这些例子进一步说明了疼痛的复杂性和大脑在疼痛感知中的关键角色。

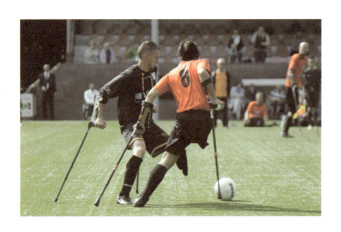

一开始，医生们认为，幻肢痛可能是外周的伤害或神经的损伤，导致持续的伤害性信号传递到大脑。因此，他们尝试通过脊髓截断术来治疗幻肢痛，认为如果截断信号，疼痛就会缓解。于是，他们先将脊髓截掉了四分之一，但幻肢痛依然存在。随后，医生认为可能没截干净，又截掉了四分之一，结果幻肢痛仍然持续。最终，他们甚至尝试把整个脊髓截断，但幻肢痛仍然存在。这表明即使没有任何外周的输入，幻肢痛依旧存在。

对于这个理论，还有一些支持的证据，也就是治疗幻肢痛的方案。例如镜像疗法，通过镜子，让病人感觉到被截肢体的存在、运动和感知。另外，装上假肢也能帮助患者缓解幻肢痛。这些方式都是通过欺骗大脑，让患者觉得自己被截掉的肢体仍在，从而缓解疼痛。

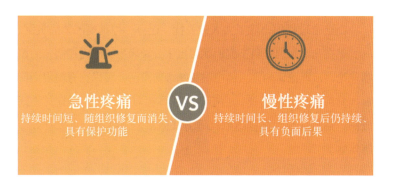

疼痛可以大致分为急性疼痛和慢性疼痛。急性疼痛通常持续时间较短，随着组织或伤口的修复而消失，对我们具有至关重要的保护作用。而慢性疼痛则持续时间较长，通常超过3个月，哪怕伤口已经修复了，疼痛依然存在，并且可能很剧烈。这种疼痛对生活的负面影响显著。可能导致患者变得焦躁、抑郁、失眠，甚至产生无助感和自杀倾向。因此，如今慢性疼痛被视为一种严重的问题，并被当作一种专门的疾病来对待。

疼了摸一摸，真的有用吗？

基于上述中的问题，我们怎样来缓解疼痛呢？许多人可能首先会想到使用止痛药。但在这里，我想分享一些基于生活常识且没有副作用的小的镇痛方案。

记得以前看过一个亲子类的综艺节目，其中有一个片段：一个小朋友在玩耍时不小心磕到了头，他的爸爸看到后马上跑过去给他揉了揉。在爸爸抚摸之后，小朋友脸上的表情明显缓和多了，好像磕到的地方也没那么疼了。如果大家跟小朋友一起玩耍过，应该会有这样的体验：当小朋友哭泣时，我们过去揉一揉、抱一抱或吹一吹他们，孩子通常很快就平静了。

在这个过程中，除了大人的爱抚，还有一种重要的镇痛机制。其实早在几十年前，科学家们就提出了一种名为"闸门控制"的镇痛理论。该理论认为，人体中触觉纤维的激活，可以在脊髓层面抑制痛觉纤维的信号传递。由于触觉纤维相对粗大，而痛觉纤维则较细，通过抚摸、揉捏或吹气等方式激活触觉纤维，可以有效缓解疼痛。

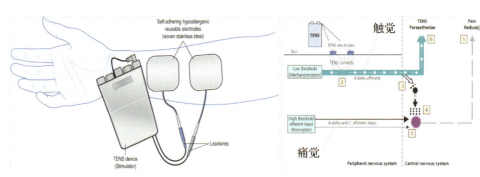

经皮神经电刺激装置："以触镇痛"

我们可以从另一个角度理解这一现象。例如，痒觉纤维比痛觉纤维更细，当我们被蚊子叮咬时，通常会去抓挠。当挠到皮肤出血时，痛的感觉往往会掩盖痒的感觉。这实际上也是"闸门控制"理论的体现。

基于这一原理，我们可以使用"以触镇痛"的方法。科学家们发明了一些电刺激装置，通过不断地给皮肤施加电流脉冲，激活触觉纤维，从而产生镇痛效果。

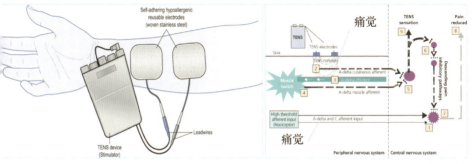

以痛镇痛

此外，当我们调节经皮神经电刺激装置的参数时，有时也会引发痛觉。这时痛觉信号沿着痛觉传导通路传递到大脑的脑干区域。脑干区域就会释放内啡肽，从而产生类似于止痛药的全局镇痛效果，抑制其他痛觉信息的传递。我们称这种方法为"以痛镇痛"。

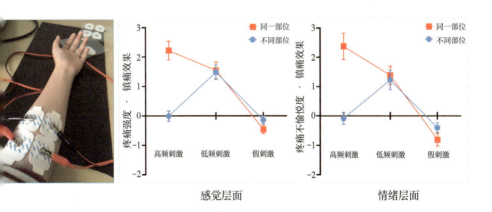

感觉层面　　　　　　　　　　　情绪层面

我们通过实验来验证"以触镇痛"和"以痛镇痛"这两种理论。在实验中，我们分别在相同和不同的部位施加触觉刺激和痛觉刺激，以观察其镇痛效果。结果显示，触觉刺激在相同位置确实能够有效缓解疼痛。例如，如果身体某个部位感到疼痛，揉搓或轻吹该部位会产生良好的镇痛效果，而在其他位置则没有这样的效果。

相反，痛觉刺激在同侧或者对侧的不同位置均产生相同的镇痛效果，表现出全局镇痛的特性。这一发现无论在感觉层面还是情绪层面都是一致的。因此，当我们感到疼痛时，可以通过触觉来缓解，也可以通过痛觉来减轻疼痛。不过，如果你想借助痛觉来缓解疼痛，一定要选择一种你能够忍受且可操作的疼痛来帮助你释放内啡肽，从而缓解疼痛感。

疼了甩甩手，是有科学道理的

记得以前看棒球比赛时，我注意到一个有趣的现象：击球员将球击打出去后，第一个球员没接好，球打到了他的手上，紧接着球砸到了第二个球员的手和膝盖。被砸后，这些球员并没有立即去捡球，而是马上甩了甩手。这里面是不是也隐藏着缓解疼痛的机制呢？

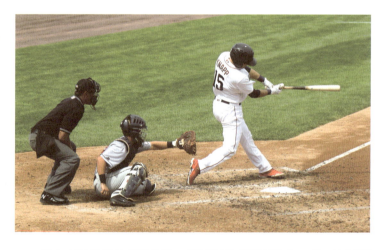

我也有过类似的亲身体验，不过不是有意而为之。有一次下班后我去接小孩，关车门时不小心走神了，手没来得及缩回来，结果被车门夹住了，疼得厉害。当时我下意识使劲地甩手，发现疼痛感减轻了至少50%。出于好奇，我又试了一下，让手保持静止不动，

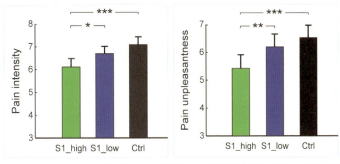

以动镇痛: 甩手幅度越大, 感觉到的疼痛强度和不愉悦度越低
Lu et al, Ann. N. Y. Acad. Sci, 2021

结果没过多久疼痛感又回来了。通过这次经历,我发现甩手确实是一种能短暂缓解疼痛的有效方法。

为此,我们在实验室里设计了一个实验,要求被试以不同的频率甩手:一个频率较慢,一个频率较快。甩完之后,我们紧接着施加痛觉刺激,并记录他们的疼痛评分,评分越低说明镇痛效果越好。结果发现,当被试快速甩手时(如上图绿色部分),他们对疼痛的评分较低,而慢速甩手时,评分相对较高。不甩手时,评分最高。这表明甩手具有即时的镇痛效果,并且甩的幅度越大,镇痛效果越好。

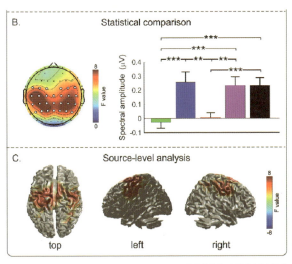

甩手影响我们大脑的活动状态

进一步的实验显示，甩手这种动作在短时间内（如15秒，甚至5秒）能够产生强烈的镇痛效果，但如果超过15秒，这个效果就会减弱。

与此同时，甩手还会影响我们的大脑活动，尤其是第13页下图中的红色区域，因此，我们将其称为"以动镇痛"。大家可以尝试一下，如果你感觉身体某个部位疼痛，就使劲地甩一甩，可能会在很大程度上缓解疼痛。

除了从外周层面缓解疼痛的方式，有没有从大脑层面缓解疼痛的方式呢？答案是肯定的，即接下来要介绍的"以幻镇痛"。

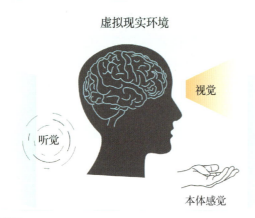

以幻镇痛

随着计算机技术和多媒体技术的发展，我们能够创造一个虚拟现实（VR）环境。在这个环境中，你的视觉、听觉、本体感觉有机地组合成一个逼真的虚拟环境。在这样的虚拟环境中，我们可以通过改变情绪和认知来缓解疼痛。

我们还进行了一个相关实验，让被试观看一段视频。随着音乐的响起，被试深深呼吸，然后我们观察他们的心情是否平静了下来，不那么焦躁了。值得注意的是，这只是一个2D视频，如果在逼真

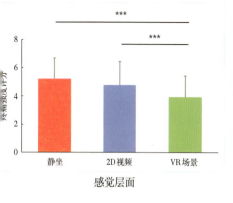
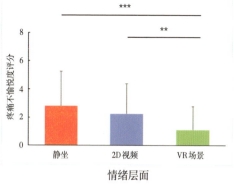

感觉层面   情绪层面

的 VR 环境中，相应的感受会更加震撼。

那么，这种方式究竟能否缓解疼痛呢？我们设计了三个条件：第一个条件是没有任何干预（红色部分），第二个条件是观看一段 2D 视频，第三个条件是置身于 VR 环境中。结果显示，在 VR 环境中，不管是感觉层面还是情绪层面，疼痛确实得到了显著缓解。

如何测量疼痛

有人提出了一个问题：我们如何评估疼痛的程度呢？

大家还记得电影《超能陆战队》中的机器人"大白"吗？当大白让别人评估疼痛时，它的胸口会显示从1到10、从笑脸到哭脸的图片。在临床上，我们也是采用类似的方法来评估疼痛：0分表示没有疼痛，10分表示想象中的最强烈的疼痛。然而，这种评估方式是有问题的，最大缺陷在于主观性。此外，特定群体无法使用这一方法也是一个显著缺陷。

例如，当婴儿哭泣时，我们无法判断他们是因为疼痛还是因为饿了，而对于植物人或处于最小意识状态的患者，我们也无法确定他们是否感到疼痛。因此，我们迫切需要开发一些客观的疼痛评估方法。那么，有什么解决方案呢？

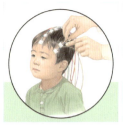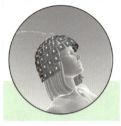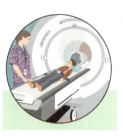

胡理 等，科学画报，2016

　　最开始我提到，疼痛产生于大脑，没有大脑就没有疼痛。那么，我们是否可以通过记录疼痛状态下的大脑活动信号来反演疼痛呢？目前，确实有许多非侵入式技术可以记录大脑的响应信号，如脑电图、脑磁共振和功能磁共振成像等，它们都能捕捉大脑的神经信号。

　　基于这些技术，我们进行了相关实验。我们使用一定强度的激光照射皮肤，可以瞬时升高皮肤的温度，类似于生活中被热油烫了一下的感觉，但不对皮肤造成损伤，因为刺激的时间特别短。

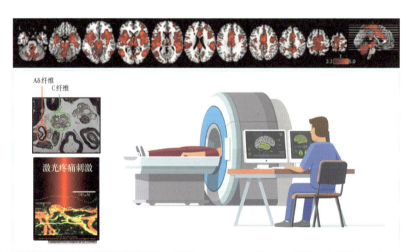

在疼痛的刺激下，很多脑区被激活

　　在这种情况下，我们使用功能磁共振成像设备来扫描大脑。上图中的红色区域是在疼痛状态下被激活的。有意思的是，这些区域的激活强度与疼痛强度正相关，也就是说，疼痛越剧烈，这些脑区的反应幅度就越大。基于这一点，是不是只需扫描大脑就能评估疼痛了呢？随着大数据和人工智能技术的发展，从技术层面来看，这没有任何问题。但在原理上仍然存在一个突出问题。

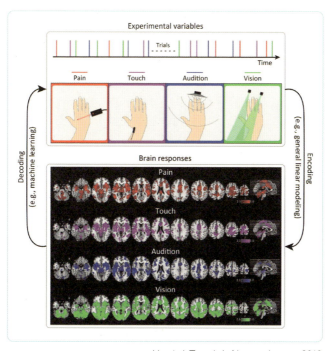

Hu et al, Trends in Neurosciences, 2016

当我们施加疼痛刺激时，很多脑区会被激活，如前所述的红色区域。然而，如果我们换成其他类型的刺激，比如触觉、听觉或视觉刺激，同样会有很多脑区被激活。这意味着有一些共同的区域会对不同类型的刺激产生反应。在这种情况下，如果我们仅通过观察某个脑区的激活来反推疼痛，就会出现特异性的问题。我们仍然无法确定你是否感觉到了疼痛，更无法评估疼痛的程度。

我们在这方面进行了长期研究，确实发现了一些具有疼痛特异性的指标，但这些指标的信噪比相对较低，很难应用于临床。幸运

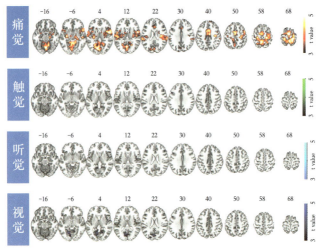
通过脑激活来反演疼痛

的是，我们在研究中发现了一种特定的脑指标，它能够有效编码疼痛辨别能力。

可能有人会问，什么是疼痛辨别能力？大家可以尝试一下：如果用两个不同强度的物理刺激刺激皮肤，一个强度高，一个强度低，你能否分辨出来？对健康人来说，这通常很容易做到，但对疼痛病人来说，他们可能无法准确区分。这种辨别疼痛的能力反映在脑响应指标中。

这一响应指标具备疼痛特异性，因为我们在触觉、听觉和视觉刺激中并没有观察到类似的结果。因此，我相信在不久的将来，我们能够通过扫描大脑，以客观的方式评估一个人的疼痛辨别能力，哪怕他们不能说话。

最后，疼痛是一个非常复杂的问题。我们可能只能回答其中一部分，更多的问题仍需深入研究。为此，我们需要继续推进研究，并期待年轻的朋友们将来能够加入我们，共同为实现健康中国的目标贡献力量。

思考一下：

1. 疼痛有哪些不同的类型？请简要描述生理性疼痛和心因性疼痛的区别。

2. 当我们体验疼痛时，大脑的哪些区域参与反应？它们分别负责什么功能？

3. 疼了甩甩手，真的有用吗？这一现象中蕴含着怎样的科学原理？

扫一扫，看演讲视频

表观遗传

为什么基因"记得"父母

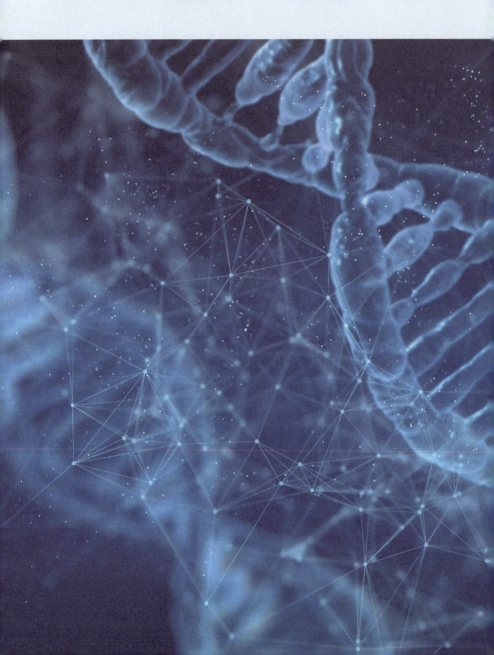

朱冰

中国科学院生物物理研究所研究员

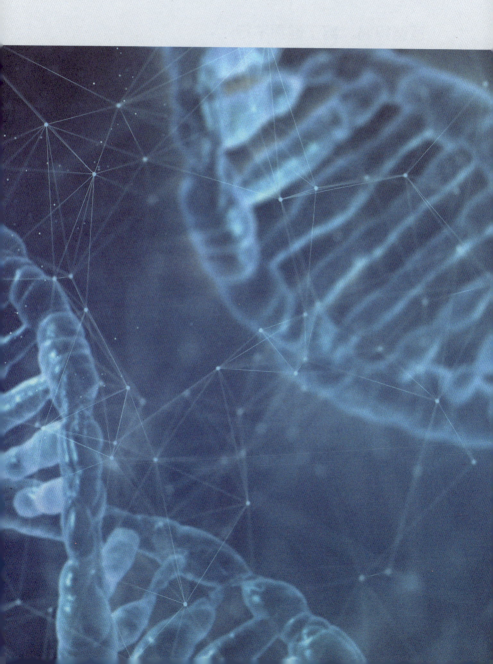

看到题目，你可能会问：什么是表观遗传？为什么它会"记得"父母呢？

爸爸妈妈，离了谁都不行

我们对基因组都不陌生，也大多听说过遗传。我们在遇到一些不如意的事情时，就可以归因于遗传。例如，我长得不够好看，这是因为我的基因来自父母，外貌是遗传决定的。那么，表观遗传是什么呢？它指的是，即使两人拥有相同的基因，其表达效果也有可能不同。

我们知道，每个人的爸爸和妈妈会给他们的孩子提供一套基因组。其中就产生了一个问题：爸爸、妈妈给孩子的基因组效果一样吗？

大约在三周前，我的小儿子问我："爸爸，如果有一个受精卵，你把它的细胞核拿掉，再放进两套来自两个卵子的细胞核，

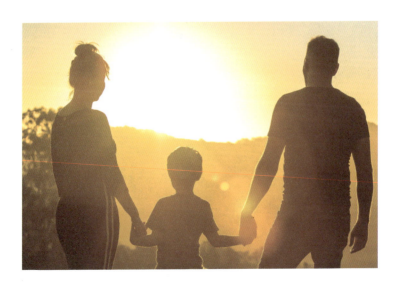

这个受精卵会不会活下来？它能不能变成一个胚胎，甚至发育一个孩子？"

我说："你知道吗？我的主要研究方向就与这个有关，接下来我就给你讲一讲。"

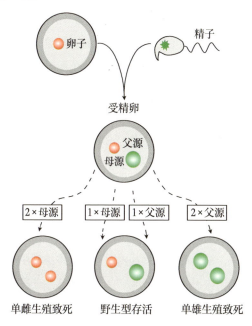

这张示意图的上方，有一个比较大的卵子，以及一个小一点儿的精子。实际上，卵子与精子的大小差距比图中的大得多，图中的比例是不正确的。

一旦受精，来自卵子的DNA和来自精子的DNA不会马上混合在一起，它们会在受精卵中变成两个原核：雌原核和雄原核。这两个原核在形态上是不同的，我们可以借助光学显微镜清楚地知道，哪一个原核来自妈妈，哪一个来自爸爸。

根据这个特征，在很多年前，科学家们就进行了一项探索：他们将一根毛细管扎进小鼠的受精卵，把来自小鼠母体的雌原核吸走，再放入一个来自父体的雄原核——相当于小鼠没有妈妈，但有两个爸爸。结果他们发现胚胎死亡，单雄生殖的探索失败了。既然两个爸爸不行，那两个妈妈呢？两个妈妈也不行。科学家们同样做了实验：把来自父体的雄原核吸走，再注入一个来自母体的雌原核。这样的胚胎也不能发育。

你可能会猜测：是不是毛细管把受精卵扎死了？但科学家之所以是科学家，就是因为他们会做对照实验。对照实验是怎样的呢？

科学家们将毛细管扎进受精卵，把其中的雌原核和雄原核都吸走，再分别注入一个新的雌原核和雄原核。结果胚胎成活了，可以发育为小鼠。小鼠活蹦乱跳的，没有任何问题。相比前面的实验，这个受精卵被毛细管多扎了两次，因此在前面的实验中，受精卵没有被扎坏。这个实验告诉我们一个非常朴素的道理：我们既需要一个爸爸，又需要一个妈妈。

这个道理我们从小就知道，但从科学的角度来讲，它并不容易理解。因为我们以前了解的信息是，爸爸提供一套基因组，妈妈提供一套基因组，只要拥有两套基因组，生物体就能存活。当然，在自然界中，生物体需要通过精卵结合来完成这一过程，但如果我们进行人为干预，比如上文中的实验，就会发现，仅拥有两套基因组，而忽略了它们的来源，受精卵是无法正常发育的。

这告诉我们，出于某个不明确的原因，妈妈和爸爸提供的基因组不是完全等价的。这就涉及一个经典的表观遗传学现象，也就是印记基因。

神奇的印记基因

印记基因是什么？人类有两三万个基因，其中只有两三百个是印记基因。它们之所以叫作"印记基因"，就是因为它"知道"自己是来自妈妈还是来自爸爸。印记基因是成对的，一对印记基因的DNA（或序列）一模一样，承载的遗传信息也一模一样，但在细胞中，通常只有其中一个印记基因会表达并发挥作用。

这让人感到困惑。因为在一个细胞里，要么有这个基因，要么没有这个基因。现在的情况是一个细胞里不但有基因，而且有两个序列一模一样的基因，但只有一个表达，另一个不表达。传统上认为，基因的表达取决于其上游调控因子是否存在。显然，在细胞中，调控因子是存在的。因为能够表达的基因正常地表达，但另一个基因即使存在上游调控因子，也不表达。这就带来了问题。

上文提到，在我们的基因组里有两三百个印记基因。有意思的是，这些印记基因在我们的基因组里并不是分散的，而是好几个印记基因聚在一起。

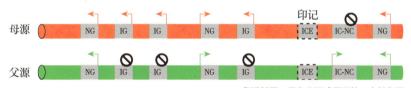

印记基因：只有父源或母源的一个起作用

这张图上有两条染色体，上面那条来自母亲，我们叫它母源染色体；下面那条来自父亲，叫父源染色体。每个小方块代表一个基因，标有箭头的表示这个基因正在表达，或者正在工作。可以看到，最左侧的两个基因都表达了。这不是印记基因，而是一个普通的基因——绝大部分的基因都是这样的。但左二和左三两个基因只有母源染色体上标有小箭头，父源染色体上画了一个圆圈加斜杠的标志，代表它不表达，或者不工作。也就是说，这两个基因知道只有来自妈妈的基因才能表达，来自爸爸的基因，哪怕其序列与前者一模一样，也不会表达。

更有意思的是，印记基因经常扎堆存在，但是在这一堆里面往往有"反过来的"。这是什么意思呢？例如，右侧倒数第二个基因，在父源染色体上有小箭头，代表来自爸爸的基因是可以表达的；而来自母亲的基因不表达。这就是一个父源特异性表达的印记基因——只有从爸爸那儿来的基因才工作，而妈妈那儿来的则没有工作。

这会造成什么后果呢？我们来看一下。

有这样一个案例。两个来自同一个遗传家系的孩子，一个患有普拉德-威利综合征（小胖威利综合征），另一个患有天使综合征，但他们拥有相同的遗传缺陷。

什么是遗传家系呢？例如，在一个家系中，外公有特定的疾病，但妈妈没有（妈妈叫作携带者），而外孙女又有这种疾病，这就是一个遗传家系。一般情况下，一个遗传家系里都只有一种特定的疾病。但在这个案例中，两个孩子的遗传家系有两种不同的疾病。他们拥有的DNA的损伤是一样的，但是结果不一样，导致不同的疾病。这就是因为有的基因来自妈妈，有的来自爸爸，它们的表达不一样。

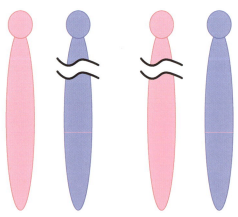

父源基因缺失（左）会导致普拉德-威利综合征，母源基因缺失（右）会导致天使综合征

普拉德-威利综合征患者缺损的那段DNA来自爸爸,而天使综合征患者缺失的那段DNA来自妈妈。为什么缺了同一个染色体片段,会造成两种不同的疾病呢?因为缺失的染色体片段恰巧覆盖了某个"印记基因堆",其中有多个印记基因。

我们已经知道,有的印记基因只有来自妈妈的才会表达,有的印记基因只有来自爸爸的才会表达。以普拉德-威利综合征患者为例,其某个父源染色体片段缺失了,而对应的母源染色体片段完好无损,但某个印记基因只有来自爸爸的才能表达,来自妈妈的那条染色体虽然有这个印记基因,但它不会表达,也不会工作——相当于没有这个基因,所以患者表现出普拉德-威利综合征的症状。

在另外一个孩子的身体里,基因的缺损来自母亲。我们还知道,有的印记基因是"反过来的":只有母源的才表达,父源的不表达。天使综合征患者缺失的是母源基因,虽然他有来自父亲的基因,但它不工作,也相当于没有。

在两位患者身体中,"相当于没有"的基因不是同一个,所以表型不同,症状也不一样,治疗方案自然也不一样。

为什么印记基因"知道"自己是来自母亲还是来自父亲?它们有什么不同?这就涉及基因上的表观遗传修饰。

基因组里的第5个字母

我们的基因组上主要有4个字母(碱基):A、T、G、C(腺嘌呤、胸腺嘧啶、胞嘧啶、鸟嘌呤)。A和T配对,G和C配对,3个碱基可以形成一个三联密码子,对一个氨基酸进行编码,用于合成蛋白质。

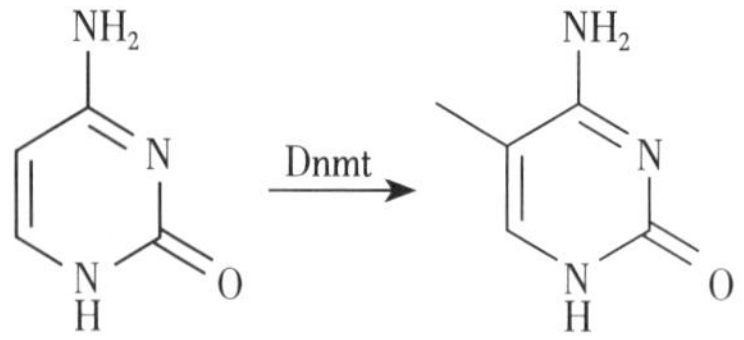

胞嘧啶（左）和5-甲基胞嘧啶（右）

事实上，除了这4个字母以外，我们的基因组上还有第5个字母。上图中，左边的是胞嘧啶，它的代表字母是C，右边的是5-甲基胞嘧啶。两者几乎长得一模一样，唯一的区别就是5-甲基胞嘧啶的"环"上多了一个甲基。这个甲基的存在使得它叫作5-甲基胞嘧啶。

但在合成DNA时，并没有5-甲基胞嘧啶参与，只有A、T、G、C四种碱基。合成之后，有一种酶会在上面进行甲基化的修饰，即通过化学反应把甲基催化上去。这个酶就是Dnmt，即DNA甲基转移酶。

DNA甲基转移酶的存在会导致什么问题呢？甲基化就会导致识别DNA的蛋白质有差异：有的蛋白质会识别甲基化的胞嘧啶，有的蛋白质会排斥甲基化的胞嘧啶——甲基化的基因和没有甲基化的基因会与不同的蛋白质结合。与不同的蛋白质结合，就有可能造成不同的后果，也就是表达与不表达。一般情况下，甲基化的基因不表达，非甲基化的基因表达活跃。

印记基因之所以能够知道自己来自父亲或者来自母亲，是因为它们拥有亲本差异性的DNA甲基化。换句话说，在一个成体的细胞里面，一半基因来自父亲，一半来自母亲。来自父亲的印记基因和来自母亲的印记基因的甲基化情况不同，因为精子和卵子产生时建立的DNA甲基化谱有显著差异。

精子和卵子的DNA甲基化组的状态不同，因此两者本来就存在差异，并且这些差异中的一部分能够在细胞分裂的过程中得到拷贝。在细胞分裂、DNA复制后，原本就被甲基化的基因还会被甲基化，本没有甲基化的那些基因仍然不会被甲基化。这样，细胞不断复制，甲基化的信息便一直得以维持。

即使我们已经成年，我们的一些基因也仍然"知道"自己来自爸爸，因为其甲基化组的状态和精子里的一模一样；另一些基因"知道"自己来自妈妈，因为其甲基化组的状态和卵子里的一模一样。这就是印记基因的识别机制。

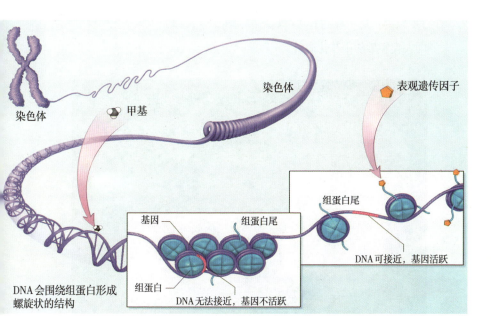

染色体

甲基

染色体

表观遗传因子

基因

组蛋白尾

组蛋白

DNA无法接近，基因不活跃

组蛋白尾

DNA可接近，基因活跃

DNA会围绕组蛋白形成
螺旋状的结构

甲基化时钟可以逆转吗

还有一个有意思的问题。DNA的甲基化状态能够拷贝，但拷贝能够永远忠实地完成吗？实际上真的不是这样。

科学家们通过检测T细胞中DNA甲基化的程度发现，新生儿的基因是高度甲基化的，而老年人T细胞染色体的一些特定位置出现了选择性的甲基化丢失。最有意思的是，科学家们还检测了淋巴瘤患者的T细胞，同样出现了选择性的DNA甲基化丢失。不过，淋巴瘤患者的丢失情况更严重。

这背后隐藏的机理是什么呢？首先要明确的是，通过抽血检测白细胞的DNA甲基化组，是判断人们年龄的最好方式之一。检测完成后，我们可以较为准确地推断出被检测者的年龄，误差通常在3岁以内。这种检测方法因其高准确性，常被称为"甲基化时钟"，即人类年龄的甲基化时钟。

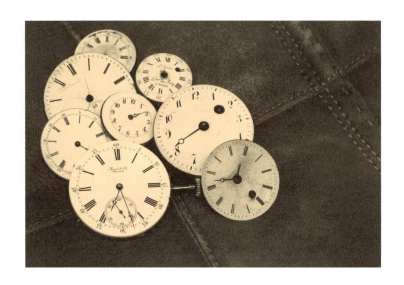

这个时钟是如何形成的呢？我们的衰老伴随着DNA甲基化的选择性丢失。但到底是因为去甲基化酶"喜欢"缺失的这些地方，于是把这些地方的甲基化去掉了；还是DNA在复制的过程中，DNA甲基化的拷贝不够理想，于是慢慢丢失了？问题尚没有答案。

这也是我们课题组在几年前研究过的内容。我们血液中的白细胞有一个甲基化组，随着年龄的增长，有一些位置的DNA甲基化会增加，有一些位置的DNA甲基化稳定存在，还有一些位置的

DNA甲基化会逐渐减少。

我们当时做了一件事情，让我们能够在一个细胞周期，即一次细胞分裂的过程中，精确地测定DNA甲基化重建的动力学过程。

右侧图表上有三条折线。上面的两条代表在衰老的过程中，DNA甲基化会增加或者稳定存在的位置。我们可以看到，它们在一个细胞周期内的拷贝曲线几乎是相同的，动力学过程（或速度）是一样的。下面红色的线是不一样的。这条线就是在衰老的过程中DNA甲基化逐渐丢失的那些位置。在一

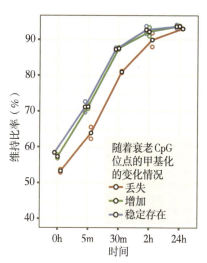

个细胞周期里，它明显比另外两条慢，到整个细胞周期已经完成了24个小时的时候，它基本上追上了另外两条线（但没有完全追到）。

有句老话，"失之毫厘，谬以千里"，细胞每分裂一次就丢失一点儿，分裂很多次之后就会丢失很多。这就像你复印一份文件，复印件和原件看上去差不多，但如果我们用复印件去复印，复印100次后，结果就惨不忍睹了。

这告诉我们，随着衰老，我们的表观遗传信息状态只会越来越糟糕，这是命中注定的事情，因为DNA甲基化的拷贝不那么理想，也不那么精确。

对我来说，既然我们发现了这一现象，那么在未来几年里，我们就非常希望能够进一步开展相关研究。具体而言，我们究竟有没

有办法找到特定的手段去逆转或者减缓DNA甲基化时钟？如果我们能够对其进行干预，是否有可能实现更理想的生活状态？这是我们目前正在探索的方向，也期待多年以后，我能有机会向你讲述新的进展。

思考一下：

1. 什么是表观遗传学？

2. 什么是印记基因？它们如何"知道"自己来自爸爸或妈妈？

3. 什么是"甲基化时钟"？

扫一扫，看演讲视频

抗衰超能力
神奇的远古病毒和自愈因子

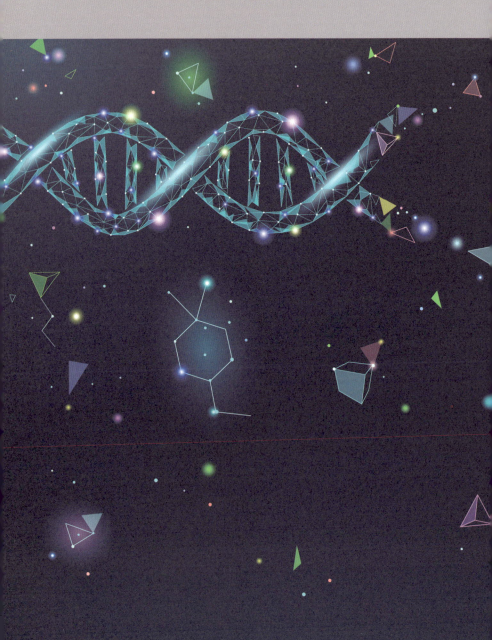

曲静
中国科学院动物研究所研究员

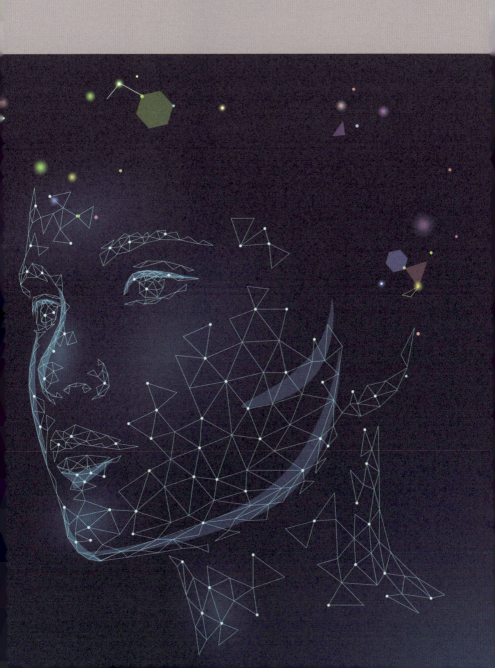

你应该知道一些超级英雄，比如金刚狼。他在小时候突然发现了自己具有超能力：他的每只手都长出3只可以自由伸缩的骨爪，还具有狼一样敏锐的听觉和嗅觉。他也很有力量，非常敏捷，最重要的是，他有自愈因子。在他受到伤害时，自愈因子可以帮助他快速修复。

　　长大后，他被注射了一种叫作"艾德曼合金"的金属。这是一种虚构的金属，据说它的密度非常高，注射之后可以让他的骨骼变得非常坚硬，甚至他的骨爪都变得无坚不摧。正是这种金属让他成为真正的金刚狼。

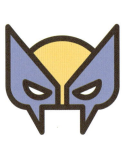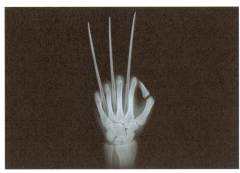

　　但是，这种金属是有毒的。有科幻爱好者进行了考证，理论上，自愈因子可以让金刚狼活到500岁，这种金属的毒性却会让他少活300多年，所以他很快就变成了一头"暮狼"。金刚狼变老的原因主要有两点：一是这种金属在他体内产生了毒性；其次，他体内的自愈因子开始减退。

　　我想借用金刚狼的故事提出一个问题，我们的身体之所以会衰老，是不是因为我们体内也有类似"艾德曼合金"的有毒物质呢？那么，小孩子的体内是不是也有自愈因子呢？我们做了很多研究，我们的实验室发现，人体内确实存在类似艾德曼合金的有毒物质，以及类似自愈因子的小分子。

让我们衰老的"艾德曼合金"

数百万年前，我们人类的祖先被一类病毒感染了。这类病毒属于逆转录病毒[1]，它们有一个特点：其序列可以整合到人类的基因组中，并与人类一起共生、进化，直到现在。如今，我们每个人体内都有这些逆转录病毒的序列，它们就像远古病毒留在身体中的遗骸。确切地说，它们更像休眠的火山，会在某个时间活化。

什么时候会活化呢？在我们还是胎儿的时候，我们的身体就可以控制这种古病毒的释放。它们会被包装成病毒颗粒，释放的目的是训练免疫系统，这对我们是有帮助的。但我们老了之后，有些细胞中的病毒序列就不受控了，它们会再度活化。这时我们的身体就会启动名为"天然免疫反应"的防御机制去抵抗它。这是我们体内发生的一场看不见的战争。

这场战争的代价就是我们的细胞会衰老，而衰老的细胞会更无法控制病毒序列，病毒序列被进一步激活，甚至会影响周围的细胞，周围的细胞也因此逐渐衰老。这是一个缓慢、渐进的过程。病

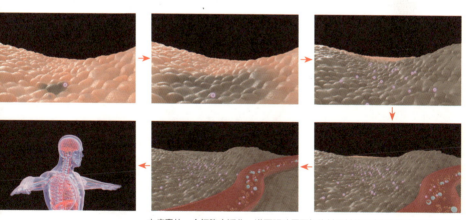

古病毒从一个细胞中活化，进而驱动周围细胞甚至其他器官组织细胞衰老的过程

1　遗传信息存录在RNA上的一种病毒。此类病毒多具有逆转录聚合酶，转入宿主细胞后可整合到宿主细胞基因组内。

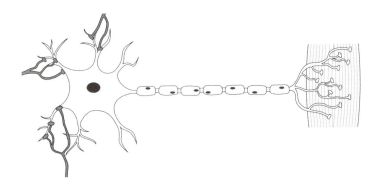

毒还会从衰老细胞所在的组织和器官进入血液循环，从一个器官组织影响到另一个器官组织——就像我们体内封存了会逐渐驱动衰老的"艾德曼合金"。

这样的"艾德曼合金"物质不止一种。上图展示了一个伸出了很多触角的生命体，其中最长的触角抓在骨骼肌上。这个"独眼怪人"就是运动神经元，它的主要作用就是控制肌肉的运动。最长的"触角"叫作轴突，也就是神经纤维。神经纤维的末端会牢牢地抓住骨骼肌的肌束。

一个运动神经元最多可以伸出上千条神经纤维，抓住上千条骨骼肌的肌束，从而控制它们。运动神经元就在我们的脊柱，也就是

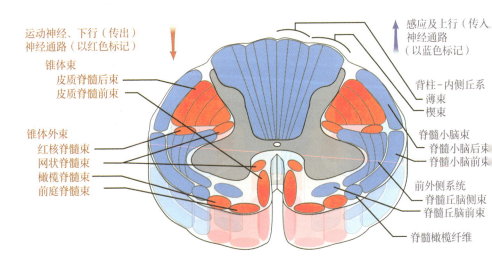

运动神经、下行（传出）神经通路（以红色标记）
锥体束
皮质脊髓后束
皮质脊髓前束
锥体外束
红核脊髓束
网状脊髓束
橄榄脊髓束
前庭脊髓束

感应及上行（传入）神经通路（以蓝色标记）
背柱-内侧丘系
薄束
楔束
脊髓小脑束
脊髓小脑后束
脊髓小脑前束
前外侧系统
脊髓丘脑侧束
脊髓丘脑前束
脊髓橄榄纤维

所谓"脊梁骨"的椎管中。对页下图中像蝴蝶一样的灰色区域就是运动神经元所在的位置，它是脊髓的灰质。

这里其实是一片非常茂密的"细胞森林"，里面除了有运动神经元之外，还有很多种细胞，其中有一种叫作小胶质细胞。这是一类免疫细胞，是神经系统中特化的巨噬细胞。巨噬细胞相对比较容易理解，就是非常能吃的细胞。它不仅可以把有害物质吃掉，还可以释放炎症因子"炮弹"攻击有害物质。因此，它是一种防御类的细胞。

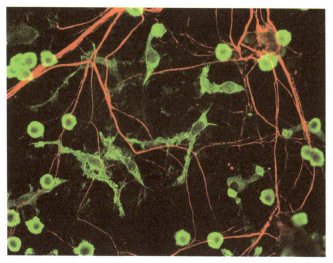

小胶质细胞（绿色）和神经元（红色）

但是我们发现，当我们老了后，脊髓中会出现一群小胶质细胞，它会分泌几丁质酶。这也是一种生物防御类物质，它主要消化几丁质。昆虫的外骨骼、一些海洋生物的外壳、真菌的细胞壁里都有几丁质，但我们的脊髓中没有海洋生物的外壳或昆虫的外骨骼。因此，几丁质酶会作用于运动神经元，导致其衰老，无法再自如地控制肌肉，我们的脊髓也因此衰老。几丁质酶就是另一种"艾德曼合金"，每个人的身体内都有内源逆转录病毒序列和小胶质细胞产生的几丁质酶。所以，无论性别，每个人都会受到身体中类似艾德曼合金的有毒物质的影响，从而逐渐衰老。

小孩子体内都有"自愈因子"

那为什么小孩子不会老呢？因为小孩子体内有"自愈因子"，可以像金刚狼一样快速地修复损伤。

我们是如何发现所谓"自愈因子"的呢？我们借助了两种有"超能力"的动物。

下左图的动物叫作蝾螈，它有一个很可爱的名字——六角恐龙。它的再生能力非常强，即使它的四肢被切断，也可以完美地再生。不只它的肢体，它的脑和脊髓在受到损伤后都可以完美地再生。

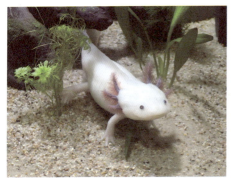 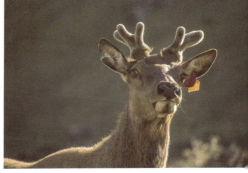

我们身边还有很多再生能力很强的动物，比如鹿。雄鹿的角在春天和夏天生长，到秋天就完全骨化，这时雄鹿就可以用角与其他的雄鹿打架，鹿角会脱落；即使鹿角没有因为打架而脱落，在冬天也会自然脱落。第二年，鹿角还会在春天和夏天长出来……周而复始——鹿角再生是一个很完美的器官再生模型。

我们关注了这两种具有再生能力的动物，想看一看让它们再生的细胞组织中有没有什么特殊的具有再生能力的因子。同时，我们还比较了小孩子和老年人的器官细胞，鉴定小孩子特有的细胞代谢物质。我们发现，小孩子特有的细胞代谢物质中，有很多这种再生因子。

　　在这个过程中，我们找到29个有可能成为"自愈因子"的小分子代谢物。为了评估它们有没有促进再生的功能，我们用它们来培养干细胞，并观察干细胞的自我更新能力。什么是自我更新能力？就是1个细胞变成2个细胞，2个变成4个……不断生长出新个体的能力。

　　在这个过程中，我们发现这些小分子代谢物大都有促进细胞自我更新的能力，其中最强的一种小分子叫作尿苷。它不仅可以让老年人的细胞恢复活力，而且可以让因基因突变而引发加速衰老的病人的细胞恢复活力。

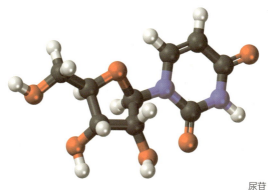

尿苷

　　尿苷是什么？我们已经知道，DNA（脱氧核糖核酸）可以转录成为RNA（核糖核酸），RNA可以合成蛋白质。而DNA和RNA共享一些碱基，如A（腺嘌呤）、G（鸟嘌呤）、C（胞嘧啶）。RNA有一个独有的碱基——U（尿嘧啶）。它核糖基化后，作为RNA的一个基本单位，就是尿苷。它就是我们发现的"自愈因子"。

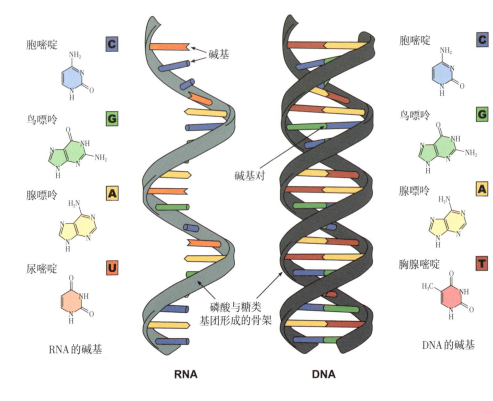

胞嘧啶 C

鸟嘌呤 G

腺嘌呤 A

尿嘧啶 U

RNA 的碱基

碱基

碱基对

磷酸与糖类
基团形成的骨架

RNA

DNA

胞嘧啶 C

鸟嘌呤 G

腺嘌呤 A

胸腺嘧啶 T

DNA 的碱基

　　我们在动物模型中做了尝试。我们在动物的一些器官被损伤后给予尿苷处理，发现它可以促进损伤的修复。骨骼肌冷冻的损伤、心脏缺血的损伤、肝脏纤维化的损伤，以及关节的机械损伤都因为尿苷而加快修复。更神奇的是，如果我们把尿苷注射到小鼠皮下，或者直接涂抹到其表皮上后，可以促进它的毛发再生。

　　相较于老年人，在小孩子和年轻人的血液中，尿苷的含量更高，因此它很有可能就是我们正在寻找的众多"自愈因子"中的一员。当然，以上都是动物实验，还需要开展更多工作来探究它在人类中的功能和作用。

　　比如下页图中展示的这个实验模型，两个小鼠通过皮肤缝合在一起，因为它们皮下有血管循环，这样它们的血液就可以共通。这种情况下，让年轻的小鼠和年老的小鼠一起异体共生一段时间，会发生什么呢? 年轻的小鼠变老了, 年老的小鼠变年轻了。因为年老小鼠体内可能存在的毒性物质影响了年轻小鼠, 而年轻小鼠体内的自愈因子保护了年老小鼠。结果表明, 可能有更多更强大的自愈因子亟待科学家们探索发现。

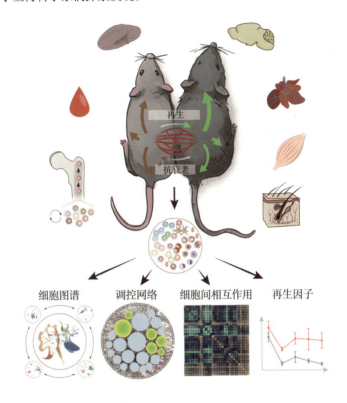

再生

抗衰老

细胞图谱　　调控网络　　细胞间相互作用　　再生因子

未来, 每个人都可以长寿又健康

第44页上图中的美丽小岛是夏威夷岛, 岛上生活的人中有很大一部分是多年前移民到这里从事甘蔗种植和制糖劳作的农民, 工作环境非常艰苦。能在这种艰苦的环境中存活下来的人, 本就异于常人。长期的自然筛选导致岛上有很多超过100岁的老年人。

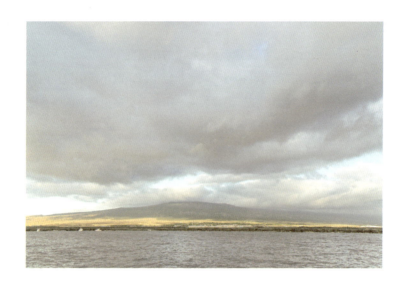

在这些长寿的老年人中，科学家们发现了第一个长寿基因FOXO3（叉头转录因子3）。携带这个基因突变的人会产生更多自愈因子，不容易生病，并且更长寿。未来，我们也许能够通过基因编辑技术，让每个人都具有这样的"超能力"，让所有人都活得更健康、更久。

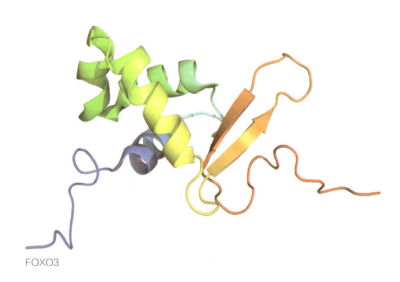

FOXO3

现在，我国已经逐步迈入老龄化的阶段，老年人占总人口的近1/4，未来老年人的占比会超过1/3。这种情况将持续50年，这50年里，我们都会成为老龄化社会中的老年人。因此，无论是老人还是孩子，我们都要为了将来的健康长寿做出努力。

此外，我们不仅能让自己保持年轻，还能让周围的人也变得年轻。要做到这一点，关键在于有眼神接触的陪伴和交流。下图是另一座长寿小岛——萨丁岛。科学家们发现，除了基因之外，这座小

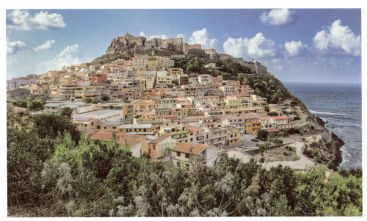

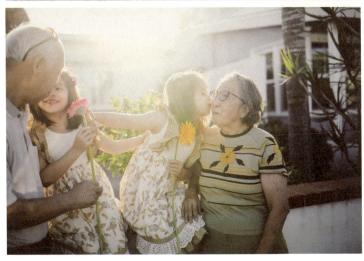

岛上25%的长寿者在日常生活中都有与年轻人眼神接触的陪伴和交流——不是通过电话或视频电话，而是面对面的交流。因此，多陪伴家里的长辈是可以延缓他们衰老的。

也许这些"超能力"没有超级英雄的那么炫酷，但它们都是真实存在的。希望正在读这本书的你能快快长大，加入我们，一起挖掘人类的潜能，为人类的健康做出自己的贡献。

思考一下:

1. 简单介绍古病毒序列如何让人们衰老。

2. 科学家是如何找到促进再生的"自愈因子"的?
"自愈因子"在人体内如何发生作用?

3. 有什么可以延缓衰老的办法?

4. 我们日常可以做些什么延缓家人的衰老?

扫一扫,看演讲视频

别小看了睡眠
生物钟的运转奥秘

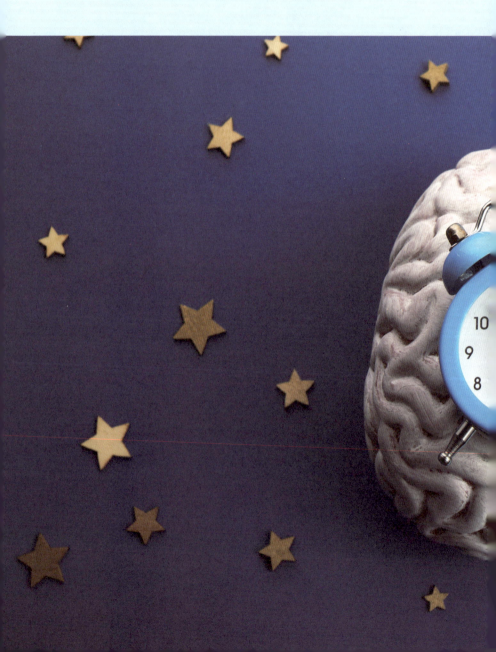

张洪钧
中国科学院神经科学研究所研究员

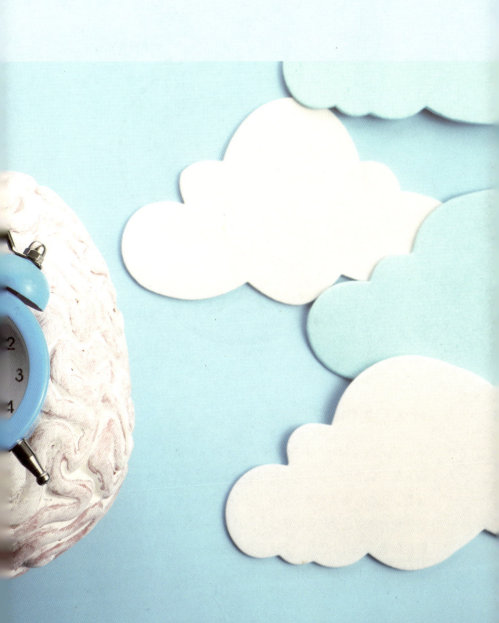

生活中，睡眠往往是大家十分关注的话题。每天有多少人是靠着闹钟起床的？其实，靠闹钟起床的人不算睡得好。衡量睡眠有一个黄金标准：靠生物钟的正常循环唤醒自己起床才算是睡得好。

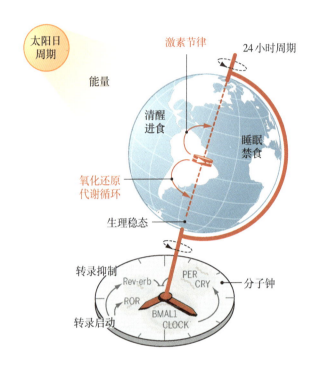

什么是生物钟？

地球每天24小时昼夜循环，人才有了所谓的日出而作、日落而息的生活形态。事实上，这里蕴含着很多与生命科学相关的重要课题。比如，激素代谢研究的是一天24小时里，人的内分泌水平的变化；清醒进食研究的是体内的代谢——营养是怎么累积的，脂肪是怎么产生的；还有一个很重要的研究——分子钟，分子钟揭示了每个细胞中都有时间计时器的存在，这一时钟维持着整个生命主轴的运行。

　　关于生物钟的研究由来已久，我国的《黄帝内经》对昼夜的论述、古埃及和西方世界对昼夜的观察都是例证。

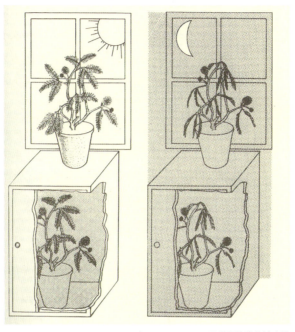

18世纪的生物钟实验

　　18世纪，法国自然哲学家让-雅克·德奥尔图斯·德迈朗（Jean-Jacques d'Ortous de Mairan）曾做过一项关键实验。

　　大家可能观察到含羞草的叶子白天打开，到了晚上就会闭合，但很少有人专注细节，研究含羞草在24小时内经历的叶片开合循环是否由光照启动。德迈朗设计了一个不透光的箱子，他把含羞草放入箱子，结果发现在没有光照的情况下，白天含羞草叶子依然是打开的。这证明了生命体有着相对稳定的、24小时的生理周期。

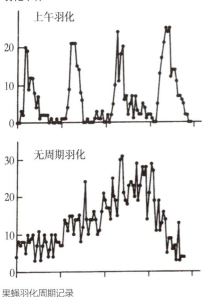

羽化节律

上午羽化

无周期羽化

果蝇羽化周期记录

转录翻译负反馈
调节生物钟的机制

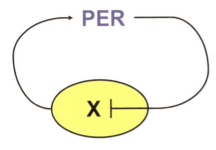

2017年诺贝尔生理学或医学奖授予给生物钟相关研究

20世纪70年代，基因突变筛选成为很重要的遗传学研究手段。有两位科学家罗纳德·科诺普卡（Ronald Konopka）和西摩·本泽（Seymour Benzer）决定用遗传筛选的方式研究生物钟。他们采取了一种巧妙的策略——从改变果蝇的羽化循环（即从蛹变成成虫）过程入手。

左上图记录了正常果蝇每天的羽化在上午完成。科诺普卡和本泽收集了很多突变的果蝇品系，发现其中一个品系的果蝇羽化时间非常混乱，在一天中的任何时间都有成虫出现，代表它的生物钟周期被打乱了。他们同时也找到了羽化周期变短和变长的突变果蝇。这意味着他们发现了三种不同的生物钟表现：无周期、短周期和长周期，之后他们将筛选出来的基因命名为"周期"（Period）。

这鼓舞了很多年轻科学家加入生物钟基因的研究行列。2017年，这一研究领域的三位领航者获得了诺贝尔奖生理学或医学奖，他们成功克隆出了周期基因。通过研究周期基因，他们有了一个重要发现：24小时的精准循环不可能只靠一个因子就能实现，必须增加至少1个因子来完成"开始—停止"的过程。当时，科学家们还

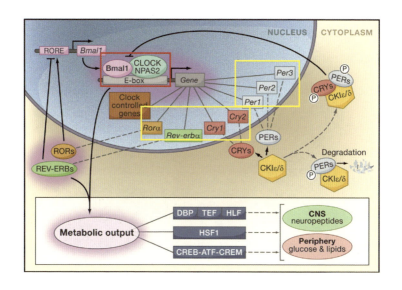

不能确定这个关键因子的具体身份，因此暂时将其称为"X因子"。

经过三四十年的研究，我们现在知道能影响生物钟的X因子远远超过当初的设想。上图中黄色框中的区块代表周期基因，它有一个开关，在遗传学上叫作转录因子；红色框里的就是转录因子CLOCK-BMAL1复合体。这些重要的蛋白驱动着生物钟基因的表达，使得24小时里的"开始—停止"可以发生。

从图中可以看到，这些蛋白像计时器一样，会告诉开关该停掉的时间，并且通过多个蛋白协助计时，像网络一样给细胞提供时间细节，完成生物钟和代谢循环调节等。

我们的肝脏、脂肪组织里都有生物钟的存在。我们白天倾向于积累能量，在吃得多时把能量以脂肪酸的形式存储在脂肪组织中，把肝糖存在肝脏里。如果这一过程中生物钟基因没有在一天的范围内好好建立，就会造成生物节律的紊乱状况。

打乱生物钟的方式有很多种，如睡眠不足或是在睡前吃一餐。越来越多的研究发现，生物钟紊乱会导致很多疾病的发生，例如糖尿病、代谢疾病以及加速衰老等。

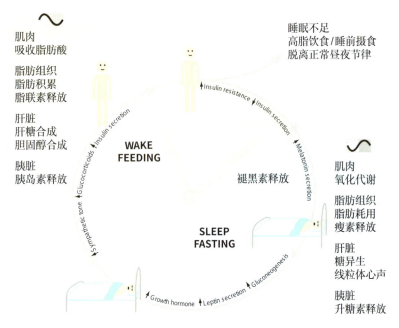

肌肉
吸收脂肪酸

脂肪组织
脂肪积累
脂联素释放

肝脏
肝糖合成
胆固醇合成

胰脏
胰岛素释放

睡眠不足
高脂饮食/睡前摄食
脱离正常昼夜节律

WAKE FEEDING

褪黑素释放

SLEEP FASTING

↑Insulin resistance ↑Insulin secretion
↑Melatonin secretion
↑Sympathetic tone ↑Glucocorticoids ↑Insulin secretion

肌肉
氧化代谢

脂肪组织
脂肪耗用
瘦素释放

肝脏
糖异生
线粒体心声

胰脏
升糖素释放

↑Growth hormone ↑Leptin secretion ↑Gluconeogenesis

24小时生物节律

人类的睡觉时长

那么，人类睡觉的时间长度是否合理呢？我们是不是睡太多了？

人每天大概睡8小时。有趣的是，大型哺乳类动物睡觉的时间都非常短。马每天睡两三个小时；长颈鹿的睡眠时间更短，每天只需睡30分钟到1个小时；大象每天睡4个小时；抹香鲸每天睡一两个小时。抹香鲸在海里立着睡觉，它们能轻松地在海里漂浮着，垂直入睡。然而，在小型动物里，小鼠每天要睡12个小时。

为什么小型动物的睡眠时间更长，而大型动物不需要睡那么长时间呢？这是一个还没有完全解决但很有趣的生物学课题，将来一定有很有趣的答案等着我们。

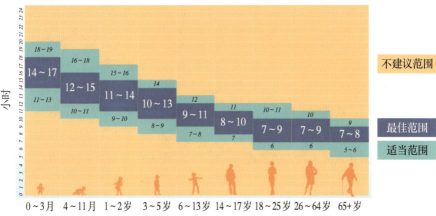

　　上图显示了人在不同年龄段的合理睡眠时间。从最左边的婴幼儿期到最右的老年时期，6~13岁的儿童每天应该睡9~11个小时，18岁以上的成年人每天应睡7~9个小时。

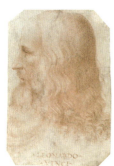
达·芬奇：2小时

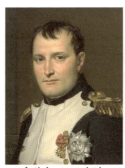
拿破仑：3~4小时

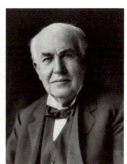
爱迪生：4~5小时

名人们的睡眠时间

　　如果你的睡眠较少甚至已经处在适当范围以外、不足6个小时的时候，你还是觉得很清醒，能够做出很好的工作判断，那么恭喜你与上图中这些名人一样拥有特殊体质。他们的睡眠时间都非常短：达·芬奇每天只睡2个小时；拿破仑每天躺下来睡三四个小时，但他在开会的过程中会打个盹，一般不超过5个小时。

发明家爱迪生每天睡四五个小时，他也是这些人中比较特别的一个。他是最全面地破坏我们自然节律的人，因为他改进了灯泡制造技术，为现代文明社会埋下了光污染问题的隐患。此外，他自己也并不喜欢睡眠。他对睡眠抱有鄙夷和偏执的态度，曾经说："睡眠是浪费时间，是穴居野蛮时代的延续。"

撒切尔夫人每天的睡眠时间也很少，她一天大概睡5个小时，认为"睡眠是给弱者的"。

然而，对我们普通人来讲，睡眠绝对重要，睡得好才是健康的基础。上述名人往往因为拥有特殊的体质和强烈的责任感而忽视了睡眠。撒切尔夫人晚年得了阿尔茨海默病，这是否与睡眠不足有直接的关联呢？答案可能是肯定的，所以睡眠至关重要。

大部分人一天是怎么睡的呢？主要有两种方式：一是晚上躺平睡足7个小时以上，二是在超过7小时的基础上中饭以后午睡30分钟。

现在，大家常常为了节省时间做更多的事在一天中进行几次短睡——所谓的间歇式睡眠。实际上，这种睡眠方式是否合适取决于

千奇百怪的睡眠方式

🟡 清醒　🟣 睡眠

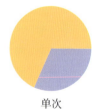 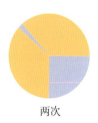 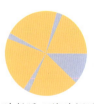 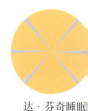

单次　　　　两次　　　1次长睡+2到3次短睡　　4次短睡　　达·芬奇睡眠

每4小时睡20分钟，
大睡2小时

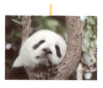

具体体质。达·芬奇把一天的时间分成6个部分，他每工作4小时就睡20分钟，累加起来一天只睡两个小时左右。但是，很多试图效仿"达·芬奇睡眠"的朋友在自己实践时连一周都维持不下去，而由此产生的"睡眠债"一整周时间都还不完。

我们的国宝大熊猫就是特殊体质的范例，它的饮食结构单一，食物的营养价值也并不高，因此它每天要花14个小时以上的时间吃竹子。然而，吃那么多竹子也总要有休息的时间，所以它很容易形成"吃一会儿，睡一会儿"的习惯，一天之中它们大概要短睡4次。

通过了解自己的生活状态，我们可以判断自己是否拥有特殊体质。有些人的确会因为基因上的突变，而形成和一般人不同的生活作息。"早鸟"和"夜猫子"就是两个比较重要的例子。

"早鸟"即提前睡眠综合征。它的症状是吃了晚餐以后要立刻入睡，而起床的时间是在半夜。如果你晚上想打电话给你的"早鸟"朋友，那么他基本不会接电话，这严重影响了社会交往。"早鸟"突变和周期基因2号的突变有关。

"夜猫子"即延迟睡眠综合征。它的症状是睡觉的时间在凌晨3点以后，醒来的时间则在中午。目前还没有具体的研究证明这些特殊体质是否会对人体造成健康隐患，但是这无疑会影响到社交生活以及工作效率。

这两种综合征，就是生物钟基因影响睡眠时间的证据。

如何检测睡眠

对科学家来说，该怎么研究睡眠呢？

电子手环是一种便捷的方式，只要戴上手环就能够很容易地研究睡眠。实际上，电子手环得到的是活动和不活动的数据，只能作为判断晚上睡了多久的间接依据。

最重要的睡眠研究方法是通过研究脑电波来评估睡眠质量与深浅，通过在头皮贴上电极来观察大脑里的放电状况。

不同睡眠阶段的脑波

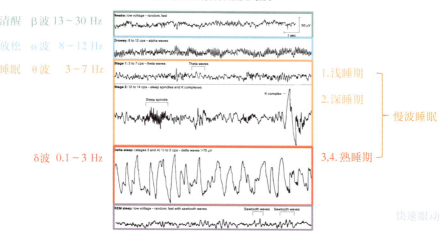

清醒　β波 13～30 Hz
放松　α波 8～12 Hz
睡眠　θ波 3～7 Hz

δ波 0.1～3 Hz

1.浅睡期
2.深睡期
3,4.熟睡期

慢波睡眠

快速眼动

上图显示了处在不同睡眠阶段的脑波情况。图上 β 波和 α 波显示出单位时间内放电频繁，代表我们此时相对清醒，大脑在思考。

当脑波间隔越来越大，波形越来越慢，到了 δ 波所显示的单位时间（1秒）振荡一次甚至一次以下时，就代表睡眠进入了最深的状态，这个阶段也叫慢波睡眠。

一般来说，在黑夜中能在1小时内达到显著的慢波积累，进入深度睡眠，就代表睡眠质量较为不错。这也是判断睡眠好坏的一条黄金标准。

睡眠的必要性

我们为什么需要睡眠呢？某种程度上，睡眠是浪费时间的；而如果我们在野外求生，睡觉也是危险的举动。现在主流的看法认为，睡眠是为了修剪、优化学习而存在的。

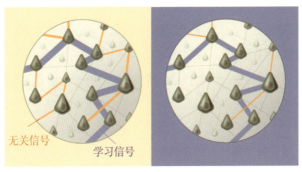

学习信号

人每天在活动的时候都会产生一些学习信号。上图左侧是大脑白天的状态，既会产生学习的信号，也会产生不相关的信号。举个例子，假设你在听一场关于睡眠研究的演讲，当听到与生物节律相关的话题时，就会产生学习信号；而在你来听演讲之前因为口渴而买了一瓶水，这就相当于无关信号。

事后提取信息的时候，你不需要先想到买了一瓶水，才想到生物节律这件事情，更多的是强化"生物钟是怎么开始的""含羞草相关的实验"等核心知识，从而慢慢地强化学习内容。

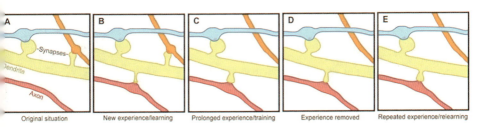

突触形成过程

在"突触形成过程"图中，当黄色的神经元决定跟新的信息（下面的红色神经元）相结合时，会采用一种扣纽扣的方式将自己与对方串起来，这就是突触形成的过程。而与橙色的神经元连接断开，则代表该忘记的事情，如"上周二晚上吃的什么饭"这类相对杂乱无章的信息。这类信息很容易在晚间被修剪掉，因为它们和与知识相关的陈述性记忆并没有关联。

睡眠也是为了自我修复。我们的大脑在活动强度大、工作力度大的时候往往会产生一些"废物"。我们代谢的速度越快，产生废物的速度也就越快。当废物越来越多，大脑就得休息了，所以睡眠时间跟代谢速度是成正比的。

有一个例子可以说明。大象和小鼠的代谢速度相差12倍，这导致代谢慢的大象每天只要睡4个小时左右，而代谢快的小鼠要睡12个小时。人介于大动物和小动物之间，需要的代谢速度高于大象，但远远低于小鼠，因此每天需要睡8小时左右。

目前，科学家发现睡眠的功能基本就是修剪以及修复，我们也期待在更多的实验积累中得出更好的解答。

生物钟为何失调？

与生物钟失调相关的疾病有很多，如睡眠障碍、代谢疾病、心血管疾病等。此外，肿瘤、神经退行性疾病、精神疾病都与之相关。生物钟失调会造成慢性病发生，进而加速衰老。

我们可以以24小时昼夜为周期绘制生理指数图表。第61页上图显示，上了年纪的人活动力会降低，而晚上活动力较高则代表没有睡好。

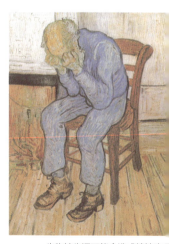

生物钟失调可能会造成精神疾病

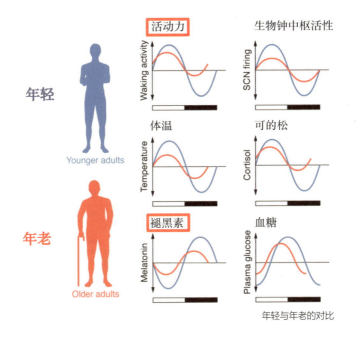

活动力　　　　　生物钟中枢活性

Waking activity　　　SCN firing

体温　　　　　　可的松

Temperature　　　Cortisol

褪黑素　　　　　血糖

Melatonin　　　　Plasma glucose

年轻与年老的对比

年轻　　Younger adults

年老　　Older adults

当我们把年轻人和老年人的睡眠情况放在一起观察，很多人可能会发现，上了年纪的人睡眠时间会变短，夜里3点醒了之后就再也难以入睡。褪黑素的分泌量对睡眠好坏至关重要，它主导睡眠量和睡眠深度。褪黑素积累的量不够，产生深度睡眠的时间也就不够。

衰老时的睡眠质量

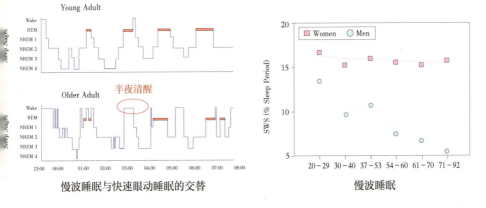

Young Adult

Older Adult

半夜清醒

慢波睡眠与快速眼动睡眠的交替

Women　　Men

慢波睡眠

健康的个体会进入深度睡眠以及快速眼动睡眠，而不健康的个体在第二次深度睡眠和快速眼动睡眠交替时很容易因为褪黑素不足而造成清醒。如果清醒状态超过一个小时，后面往往就很难再次入睡了。男性在衰老过程中慢波睡眠比例降低得非常明显，这也是生物学研究中的一个有趣课题。

上述现象属于正常衰老过程中会发生的现象。如果提前衰老，以及退行性疾病发生时，还会有更多生物钟紊乱的现象发生。

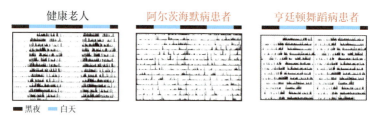

健康老人、阿尔茨海默病患者和亨廷顿舞蹈病患者的睡眠活动图谱

如上图所示，健康老人在黑夜时的活动并不多，睡眠水平还算良好。但患有阿尔茨海默病和亨廷顿舞蹈病的人，他们的生物钟完全紊乱，活动量也受到影响，可以说处在一种"随时睡随时醒"的状态。

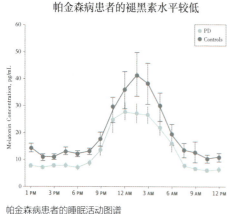

帕金森病患者的睡眠活动图谱

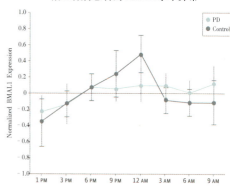

帕金森病患者也是一样的情形，这类患者的睡眠活动图谱与阿尔茨海默病患者的相似。有研究发现，帕金森病患者血液里的褪黑素含量的确比较低（如图中浅蓝色线条所示），对开关BMAL1的水平也下降了。

总体而言，我们在临床研究里发现，当生物钟产生问题的时候，个体与外界的联系就会越来越弱。在小鼠的实验里，我们可以看到，敲除了关键生物钟基因会造成一系列慢性病，其中最难验证的就是抑郁症这类与情感相关的精神类疾病。

生物钟基因变异与抑郁症等精神疾病相关

精神疾病患者人数	正常对照人数	分析结论	相关文献
抑郁病患 189	189	*BMAL1和Npas2* 变异与冬季抑郁相关	Partonen et al. Ann. Med. 2007
抑郁病患 384	1270	*BMAL1等18个节律基因* 与女性疲劳抑郁和男性早起抑郁相关	Utge et al. PLoS ONE 2010
抑郁与双相病患 204	2017	节律基因变异与冬季抑郁相关	Lavebratt et al. PLoS ONE 2010
重度抑郁病患 592	776	节律基因与抑郁发展和抗压能力相关	Shi et al. Transl. Psychiatry 2016

临床发现的相关变异: BMAL1, Clock, Npas2, Per2等

睡得不好会不会影响情绪？我们知道问题的答案是肯定的，但关键是寻找可以证明的遗传基础证据。比如，北欧冬季的光照时间只有5个小时，这很容易产生与季节性相关的抑郁症，在检验抑郁病患的血液之后我们可以看到，有很多生物钟的基因变异参与了抑郁症的发生。

为何需要猴模型？

如果我们希望通过生物钟来了解睡眠，并利用生物钟相关干预来治疗睡眠障碍、代谢疾病等问题，那么目前已有的模型显然是不够的。

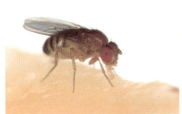
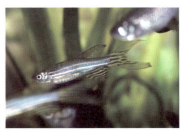
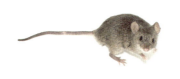
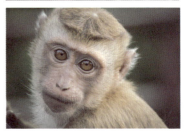

研究生物钟的模式动物：果蝇、斑马鱼、小鼠、猴

因此，我们需要增加除了小鼠以外的生物模型。在生物钟研究领域，果蝇、小鼠已经做出了很多贡献，猴模型也有望对未来的生物钟紊乱干预、睡眠紊乱干预研究作出贡献。

需要增加猴模型的原因之一是小鼠的生活日夜颠倒，它对光照的反应难以模拟人类抑郁等精神类疾病状态。在生物钟表达的曲线中，小鼠的BMAL1、Per1这些基因的昼夜表达也和灵长类相反。

我们中国科学院神经研究所团队成功创建了世界首例生物钟紊乱猴模型，这一研究成果凝聚了团队的努力，也标志着生物钟研究迈出了重要的一步。

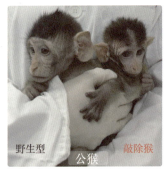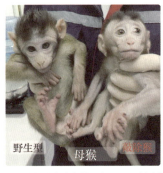

野生型　公猴　敲除猴　野生型　母猴　敲除猴

世界首例生物钟紊乱体细胞克隆猴模型（BMAL1敲除）

　　在该模型中，我们敲除了生物钟开关BMAL1这一重要基因，因此我们预计实验猴的生物节律会紊乱，睡眠时常会缩短。但意外的是，实验猴在1岁左右（相当于儿童六七岁）就发生了生物钟紊乱的情形。

　　在实验中，猴子很容易在开灯之前提早醒过来，这使它们每天少了3小时左右的睡眠。我们使用脑电记录分析它们睡眠的时间：正常猴子的慢波睡眠占比在26%左右，快速眼动睡眠占比在8%左右；而BMAL1敲除猴的两种睡眠占比都有所缩短，整天睡眠时间不到20%（慢波睡眠13%，快速眼动睡眠5.8%）。这种情况与提前衰老类似，敲除猴睡眠的量已经与退休年龄人类的睡眠量相对应。

　　生物钟基因敲除造成生物钟紊乱，会不会直接导致情绪类的疾病？我们试着分析敲除猴的抑郁和焦虑的表型。经典的实验设计是把正常猴子和敲除猴都放入一个新环境里。在更大、更干净、更漂亮的新环境中，正常猴子会非常兴奋，在20分钟内就会有探索的行为。但敲除猴到了新环境中，即使环境没有令它受到伤害，它也不敢探索。20分钟里，它始终待在离走道最远的角落，即便有所移动，也只是选择爬到高处，观察环境会不会有危险。

　　敲除猴忧虑太多，对新鲜事物不感兴趣，这都符合抑郁症的表现。通过实验，我们发现生物钟紊乱的确会造成抑郁症的表型。

　　正常猴子对人类具有好奇心，它们可以和人对视，也可以接过人递来的水果。但是敲除猴则对人类表现出恐惧，它只会抱着头。即使看到实验人员拿着苹果，它也要等到人将苹果放下后，才小心地拿走食物。

实验结果清晰地表明，生物钟基因和生物钟紊乱会造成情绪类疾病的发生。

未来，我们计划借助猴模型开展一系列的干预研究，不论是退行性疾病、代谢衰老相关疾病还是抑郁症，我们都希望能够在猴模型里成功实现干预。

最后，希望我们每个人每天都能睡个好觉，维持好自己的生物钟。

思考一下：

1. 你如何理解"生物钟"的存在？

2. 普通人应该保持怎样的睡眠习惯？读完本文，你对自己的睡眠习惯有了什么新的见解？

3. 我们为什么要建立猴模型？这一模型有望在未来为我们解决什么问题？

扫一扫，看演讲视频

再生医学打造
"人体4S店"

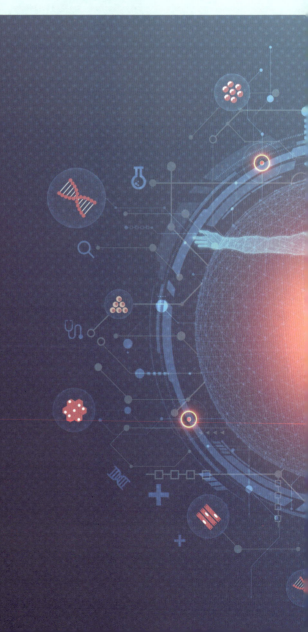

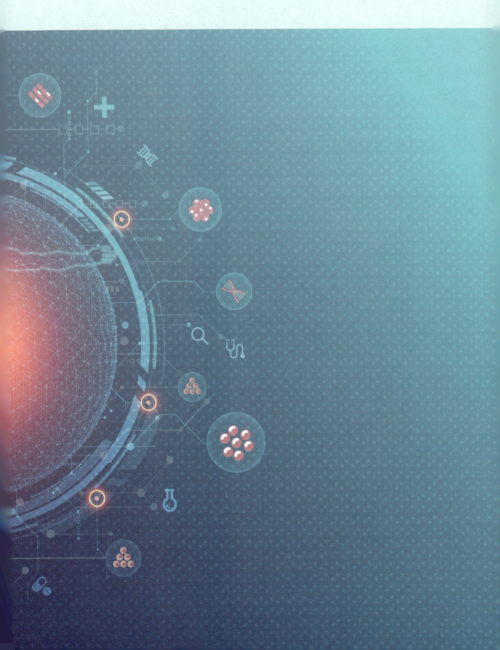

戴建武
中国科学院遗传与发育生物学研究所研究员

何为"人体4S店"?

4S店是养护和修理汽车的地方。要让一辆新汽车安全运行十年、二十年甚至更长时间,就需要对它进行保养,不然一辆汽车几年下来肯定会报废。

其实,人和汽车很相似。人体在运行的过程中也需要养护和修理,有些器官也需要置换。那么,是不是应该有一种人类的4S店呢?让"人体4S店"这一梦想走入现实的,就是再生医学。

低等的蝾螈失去四肢后,只要两个月就能长出一模一样的四肢,人类却不能做到。人类关于再生或长生不老的梦想由来已久,从古希腊神话里的普罗米修斯,到歌德在《浮士德》里的一些幻想,再到《副本》(*Altered Carbon*)这类当代影视作品,人体机能的再生创新正不断增强这种幻想。

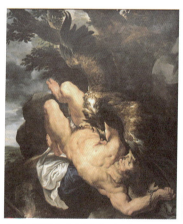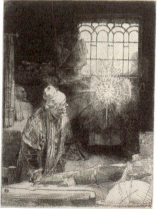

左:《被缚的普罗米修斯》 右:《浮士德》

在浩瀚历史中,人类一直幻想永生与再生。可是从进化学的角度来看,人体器官组织的功能高度分化、高度精细,往往意味着再生能力的丧失或者部分丧失。

然而，近20年来再生医学的发展，让我们过去的很多幻想变成了现实。截瘫——疾病或者外部伤害造成的脊髓神经损伤，是医学界最难治疗的疾病之一。一直以来，这样的患者只能一辈子坐在轮椅上。但通过再生医学技术，不幸受伤的年轻姑娘现在可以在搀扶下走起来，再生医学正在影响我们的生活。

脊髓损伤患者的希望

脊髓损伤的治疗堪称医学界的珠穆朗玛峰，3700年以来，医学界始终梦想解决这个问题。但到现在为止，对脊髓损伤的治疗仅限于如何训练这些患者适应残疾人的生活。

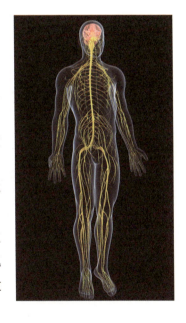

脊髓是连接大脑和四肢的载体，脊髓一旦断裂，上行和下行的信号无法传达，损伤部位以下身体的感觉和运动能力就都会丧失。

那么，再生医学如何解决问题？再生医学的核心就是利用生物材料、细胞（包括干细胞）以及生长因子重建再生的微环境。

在谈及再生医学时，干细胞往往是最受关注的领域之一。然而，这里需要揭示一个常见的误区：干细胞≠再生医学。干细胞只是再生医学里一个重要的因素而已。它的作用依赖于正确的应用方式。只有合理使用干细胞技术，才能对再生医学产生帮助。

下页图展示了何为真正的再生医学。在显微镜下，人体的任何一个组织大概都是这样的结构：有大量的外基质，就像盖房子的房梁；还有各种细胞，不同的信号分子能够刺激细胞的生长、成活、分化。再生医学就需要构建这样的微环境。

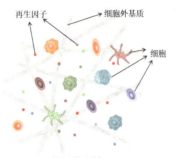

组织微环境

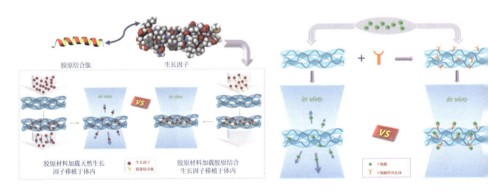

我们需要用这些生物材料、干细胞或者生长因子来模拟早期组织器官发育的微环境。如果能够重现再生发育的微环境，损伤的器官一定可以再生，这就是再生医学的核心。

过去二十多年，我们在技术上解决了重建微环境的问题。支架材料可以和干细胞、细胞特异结合，解决细胞的空间定位问题。同样，各种生长因子或再生因子也可以做到空间定位。

那么，针对脊髓神经损伤，该如何建立脊髓再生的微环境呢？下页图就是我们设计的支架材料。由于脊髓神经是有序排列的，因此我们把纤维一束一束捆在一起，这样它结合了干细胞、生长因子后，移植到脊髓里就不会扩散。通过持续的临床反馈，我们也在不断完善相关设施。

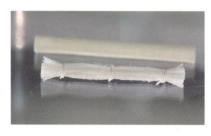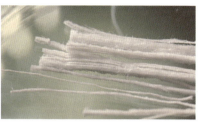

在临床手术中，医生把硬脊膜打开，脊髓就浸泡在透明的、大量流动的脑脊液里。在这样的环境里，仅仅依靠支架并在支架上放上信号分子、干细胞是不够的，细胞和因子一定要结合。

脊髓里断开的神经轴突无法一点点长起来，或者说以目前的技术手段很难让它自行接好。那么，我们如何改变策略呢？

我们的思路是在损伤部位放上干细胞，让它变成神经元，并让新的神经元连接两端的断裂神经，形成新的桥梁。我们可以把脊髓神经想象成电话线——如果电话线断了，人用双手把两端接起来，信号就能短暂恢复。脊髓的修复同样可以通过这一策略来实现。

任何一个新技术的创新过程和转化过程都非常艰难。在脊髓损伤修复产品的设计过程中，一旦有了新的概念，就一定要通过不同的动物实验走向临床试验。

过去，我们几乎没有脊髓完全性损伤的动物模型，所以我们设计了脊髓全横断、大段缺损的动物模型来检验我们的理论。

一只脊髓完整的狗，如果其脊髓发生断裂，并且我们在断裂处移植支架，结果会如何？

移植支架2个月后，它还处于瘫痪状态；而移植4个月后，它就可以重新站起来了。

这大概是世界上第一次通过移植支架使完全损伤的动物脊髓重新恢复功能，这项实验花了我们大概4年时间。

　　实际上，残疾犬类的护理比残疾人类的护理更难。它不知道哪个地方冷、哪个地方暖，一旦长了褥疮，这些犬只很快会感染而亡。然而，我们饲养的实验犬一只都没有死亡，团队中很多学生在夏天也要陪着实验犬睡觉，护理它们并帮助它们排尿排便。这充分体现了科学研究并不都是理想的，还有很多需要克服的困难。

　　同样，脊髓缺损5mm的猴子在移植支架12个月后也站了起来。修复过后，它的运动仍然非常有限，它的整个髋关节的骨头融合在一起，说明康复训练做得不好。为了让它主动康复，需要各种结构让它使用后肢，但由于猴子的前臂功能非常强，即使我们设计了四周难以被抓住的特殊笼子，它还是避免使用后肢。

　　猴子是高智商的生物，它们在受伤后大多都会患上抑郁症，对人的攻击性非常强，因此它的康复效果不如预期。虽然能站起来，但它和很多残疾人一样，在脊髓损伤以后没能进行有效的康复训练，即使神经连上了，运动功能依旧难以恢复。

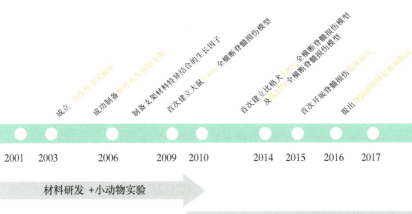

从 2001 年到 2015 年 1 月 16 日临床试验第一例患者入组，我们历经 15 年的努力，在脊髓损伤修复的道路上走了很远，实现了猴子、犬类等动物实验的可控，但临床试验却是不可控的。

临床试验涉及与不同的医生打交道。大家包括临床专家都认为脊髓损伤后不能再生，只能一辈子坐轮椅。因此，我们在和医生谈临床合作时经常碰壁：教科书没有写过这样的解决办法，却告诉我们脊髓硬膜之内是不能碰的，万一手术做不好责任谁负？转化研究创新很难，动物实验也很难，临床的工作更难，创新需要突破很多桎梏，要解决的是人的理念问题。

2015 年，我们完成了首批脊髓损伤患者支架材料的移植。

脊髓损伤的临床研究路径让我们看到了脊髓损伤或者说治疗截瘫的希望。尽管临床试验做得越多问题就越多，但问题越多我们的研究就越有针对性，后面的路就会越走越宽，希望也越来越大。

从 2001 年到 2015 年，从解决理论问题到开展临床研究，到目前为止我们已经完成了 125 名患者的临床试验。现在我们正不断摸索着改进这项技术。再生医学让脊髓损伤治疗的未来变得更有希望。

再生医学改变生活

除了脊髓损伤，再生医学也在其他方面改变着我们的生活。

我国每年人工流产手术的数量大约为 3000 万例，人工流产会使子宫内膜变得瘢痕化，而严重的子宫内膜瘢痕化是不孕的重要原因之一。

宫腔粘连综合征（重度瘢痕化造成的粘连）患者理论上只有 1%

的希望受孕。我们用了十年时间与南京鼓楼医院合作，设计了一种能够结合自体细胞或者自体干细胞的胶原支架。我们完成了一系列临床研究，到现在为止，已经有百名"再生医学宝宝"顺利出生。子宫内膜的再生可以让很多无法受孕的女性成为母亲，这改变了她们的生活。

卵巢早衰也是一种能够导致不孕的疾病。女性的卵巢在38岁以前停止发育、不能激活、月经停止，就属于卵巢早衰，这样的妇女也就无法生育。

不孕更多是对40岁以前的妇女产生影响，而对于45岁以后的妇女，卵巢早衰还会使她们的卵巢功能下降。为此，我们与南京鼓楼医院生殖中心的孙海翔主任合作了近十年的时间，通过一系列动物实验，最终将再生疗法成功应用于临床研究。

我们进行了一年多困难的临床试验工作，其中20个患者中有2个受孕。但由于高龄产妇胎儿的21三体综合征（唐氏综合征）发病概率很高，其中1例因胎儿被确诊为21三体综合征而终止妊娠。

幸运的是，2018年1月18日，一个健康的婴儿成功诞生了。这是第一例卵巢早衰患者诞下健康婴儿。

再生医学还能够帮助修复声带。歌唱演员、播音员等人群的声带可能因长期高强度使用受到损伤；在治疗一些疾病的过程中，比如去除咽部肿瘤时，往往也会伤到声带，影响发声。为此我们设计了能和自体细胞结合的可注射支架材料。

再生医学修复声带不仅对声带损伤患者具有重大意义，也可以用于优化嗓音。如果大家想让声音变得更美，或者想让中音变成高音，再生技术也可以用来调节声带强度。

"人体4S店"的希望蓝图

除了对脊髓损伤、子宫内膜、卵巢早衰以及声带损伤的治疗和修复，我们团队目前进行的再生医学临床研究还有很多，下图列出了其中十几个。

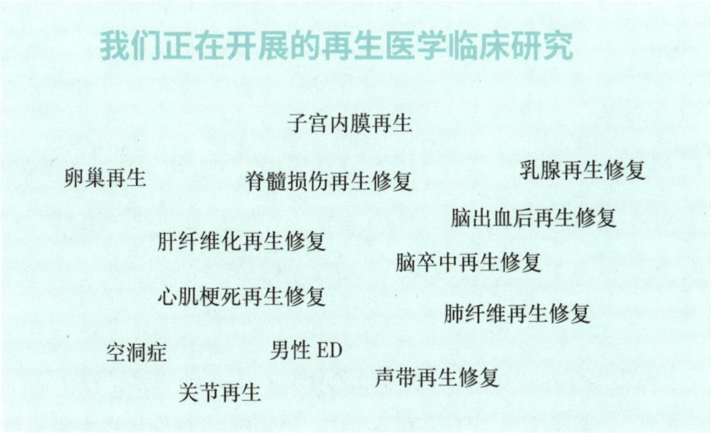

我们正在开展的再生医学临床研究

子宫内膜再生

卵巢再生　　脊髓损伤再生修复　　　　乳腺再生修复

脑出血后再生修复

肝纤维化再生修复　　　脑卒中再生修复

心肌梗死再生修复　　　肺纤维再生修复

空洞症　　　男性 ED　　声带再生修复

关节再生

在过去的十年里，我努力设想怎么样才能建成不同于汽车4S店的"人体4S店"，下页图就是我的规划。

这是世界上第一张"人体4S店规划图"。整体来看，我们要研发一系列人体器官再生修复的底层技术及产品，建成或合作一批诊所或临床机构。不久的未来，上图中列举的技术及产品可以进入临床机构为人类提供服务。到那时，"人体4S店"就变成了现实。

我们希望人体所有的组织和器官，都可以在"人体4S店"里养护、修理，甚至制造。"器官重建与制造"也是中国科学院先导专项的项目，我就是这个项目临床转化的负责人。未来几年我们希望能够制造出一些人的器官，这样修不了的器官就可像汽车零件一样换成新的。这也是"4S"中的一个"S"——Spare parts（零件）的意义。

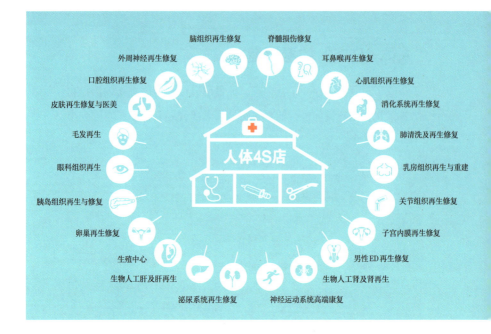

脑组织再生修复　脊髓损伤修复

外周神经再生修复　　　　　　　　耳鼻喉再生修复

口腔组织再生修复　　　　　　　　　　心肌组织再生修复

皮肤再生修复与医美　　　　　　　　　　消化系统再生修复

毛发再生　　　　　　　　　　　　　　肺清洗及再生修复

眼科组织再生　　　　　　　　　　　乳房组织再生与重建

胰岛组织再生与修复　　　　　　　　　关节组织再生修复

卵巢再生修复　　　　　　　　　　子宫内膜再生修复

生殖中心　　　　　　　　　　男性ED再生修复

生物人工肝及肝再生　　　　　　生物人工肾及肾再生

泌尿系统再生修复　神经运动系统高端康复

人体4S店

　　　再生医学4S店可以给大家带来什么？不久的将来，再生医学能够使人体所有的组织具有再生能力。疾病或者损伤导致失明的患者，将能重新看见世界；脊髓损伤导致截瘫的患者，也将有机会重新站立行走；我们每个人的生命都可能得到高质量的延长，健康地活到120岁，不再是遥不可及的梦想。

思考一下：

1. 再生医学的核心是什么?

2. 从动物实验到临床应用，再生医学帮助治疗脊髓损伤经历怎样的过程?

3. 你如何看待"人体4S店"的未来规划? 谈谈你的畅想。

扫一扫，看演讲视频

"百年孤独"的阿尔茨海默病

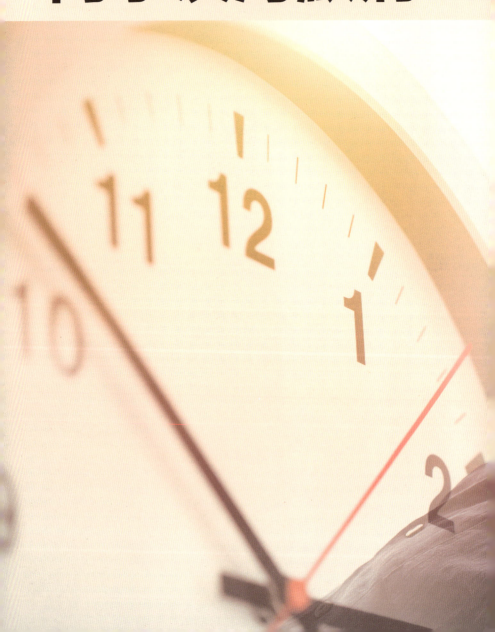

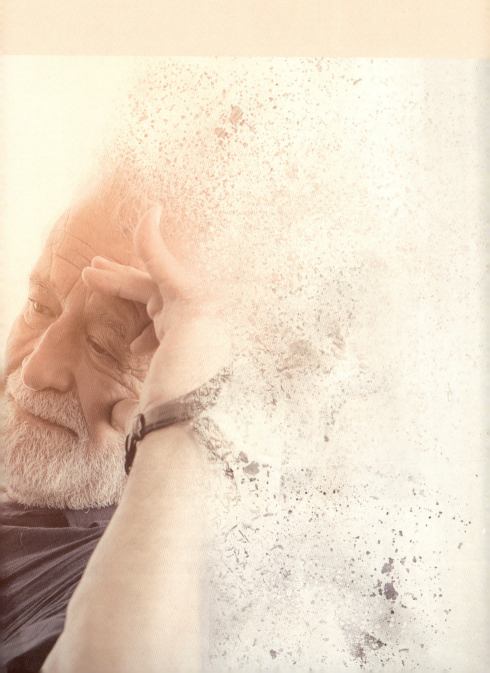

高楠
东北师范大学化学学院教授

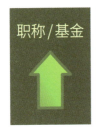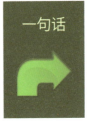

曾经，我和千千万万的青年科研工作者一样，每天过着两点一线的生活，渴望能早日获得职称、基金，或者在《细胞》《自然》《科学》等世界级学术期刊上发表论文。然而，几年前一次偶然对话中的一句话彻底改变了我的科研之路。

那是一个秋天，我在马路边遇到了一位退休的老教授。他来自我国一所著名大学，专攻数学，他问我："年轻人，你是做什么的呀？"我回答："老先生，我研究阿尔茨海默病。"老教授听后露出疑惑的表情，问道："哦，那个阿什么病是什么？"我解释道："俗称也叫作老年痴呆。"他摇摇头，感慨道："哎呀，年轻人，这个课题有什么好研究的？人老了，哪个不是痴痴呆呆的。"

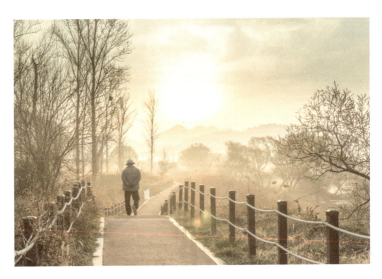

老教授当时说完笑了笑，我却没法笑出来。这一句话让我突然意识到，科研并不仅仅是待在实验室里获取成果，它还应承担社会责任和使命。因此，我决定利用更多的时间走出实验室，向公众科普真正的阿尔茨海默病。

　　翻开任何一本教材，我们都会看到，阿尔茨海默病通常被称作老年痴呆，是发生于老年期、以进行性认知功能障碍和行为损害为特征的中枢神经系统退行性疾病，其病理特征包括脑内细胞外的老年斑沉淀、神经细胞内的原纤维缠结、神经元突触功能异常以及神经元的大量丢失。临床表现则为记忆障碍、失语、失认、视空间技能损害、执行功能障碍，以及人格和行为的改变。

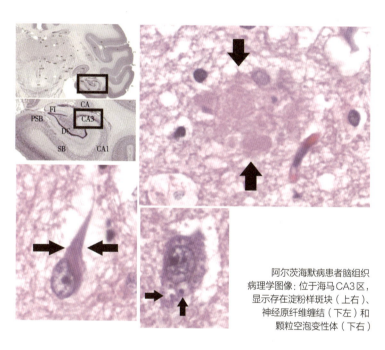

阿尔茨海默病患者脑组织
病理学图像：位于海马CA3区，
显示存在淀粉样斑块（上右）、
神经原纤维缠结（下左）和
颗粒空泡变性体（下右）

　　然而，离开学校，有多少人能够真正记住课本上关于阿尔茨海默病的那些解释呢？我相信，可能有90%的人对此并不太记得。这并不意味着你们是患者，而是反映出科普和科研传播方式存在问题。

　　那么，什么是真正的阿尔茨海默病呢？要想回答这个问题，我们只需要记住四个字——"百年孤独"。"百年孤独"一共有三层含义，第一层是历史。

一场跨越百年的经典对话

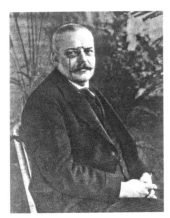
爱罗斯·阿尔茨海默

阿尔茨海默病的历史可以追溯到百年前的一场重要对话。这场对话发生在1901年11月25日，地点是德国法兰克福，对话者有两位，一位是德国精神科医师及神经病理学家爱罗斯·阿尔茨海默，另一位是他的患者——奥格斯特·蒂特。

医生："你叫什么名字？"

蒂特："我叫奥格斯特。"

医生："你姓什么？"

蒂特："我姓奥格斯特。"

医生："你的丈夫叫什么名字？"

蒂特："奥格斯特。"

医生："你结婚了吗？"

蒂特："我不太清楚。"

中午时分，医生让奥格斯特吃了一些猪肉和菜花，并询问："你吃的是什么呀？"她回答："菠菜。"

医生又问："再问你一次，你吃的是什么？"她却说："先是吃了一点土豆，随后又来了一点芥末。"医生感到困惑，便让她写一个数字5，她却写下了"A woman"。接着，他让她写一个8，她又写了"奥格斯特"。

通过这段简单的对话，我们可以更清晰地理解阿尔茨海默病的症状，并且让我们更加深刻地认识到这种疾病的复杂性。

许多人问，如何判断身边的人是否出现了阿尔茨海默病的症状？这就是"百年孤独"的第二层含义——症状。

治疗的黄金时间窗口

阿尔茨海默病的发展可分为七个阶段：

第一个阶段，我描述它为"了无痕迹"。虽然患者脑内的神经元开始死亡，但由于死亡数量尚不足以影响正常生活和思维表达，也无法通过任何科技手段检测到。

第二个阶段，我们会开始觉得这个人是不是"老糊涂"了？在这里，我要重点阐述一下"老糊涂"和阿尔茨海默病的区别。我们通常所说的"老糊涂"，只是因为人变老了，器官有一个自然的衰竭过程，所以记忆力和行为能力有一定的下降。"老糊涂"的情况虽然可能随着时间的推移而逐渐加重，但它不会严重到需要家人全程陪护的程度，而阿尔茨海默病则会随着时间的推移变得越来越严重。因此，两者是截然不同的概念。

随着时间的推移，阿尔茨海默病会发展到第三个阶段——奇怪的健忘。这一阶段的患者常常忘记刚刚发生的事情，却能记得几十年前的事情。此时也是阿尔茨海默病七个阶段中唯一的治疗黄金时间窗口。尽管现有医学无法逆转这一疾病，但如果患者在此阶段接受正确的医院治疗，可以显著延缓疾病进展，改善未来几十年的生活质量，并减轻家庭负担。因此，当你身边的老人出现"奇怪的健忘"时，请迅速带他们就医。

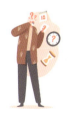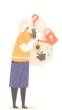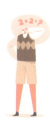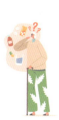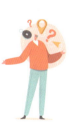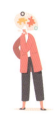

奇怪的健忘

如果在这一阶段没有及时就医，病情将发展到第四个阶段：轻度或早期阿尔茨海默病。患者会出现诸如"我刚才说什么了？"或"我刚才吃饭了吗？"等困惑，不过生活仍能自理。

　　不多久，患者会进入第五个阶段：中度或中期阿尔茨海默病，在这一阶段，患者的生活能力显著下降，需要家属陪同，常常忘记时间和空间。比如我们在前文中提到的第一个患者蒂特，她正是在这个阶段找到了阿尔茨海默医生，我国的大部分患者都是在这个阶段才被送到医院。虽然晚了些，但能够及时就医，仍然是一个正确的选择。

　　随后，病程的发展会进入第六个阶段：中度或者偏重度阿尔茨海默病。此时，患者的行为会发生明显变化，原本和蔼可亲的人可能会变得暴躁，出现无故发怒、摔东西等行为。这并非出于对亲人的厌恶，而是由于脑内神经元的大量死亡，他们的思维功能无法正常运作。在这个阶段，请给予他们更多的关爱，因为他们依然能分辨亲人和陌生人。

　　最后一个阶段，患者可能会经历第二次"百年孤独"。曾经有一位患者的儿子问我："我的母亲得了阿尔茨海默病，我是她唯一的儿子，是她最爱的儿子，她会记得我吗？"我只能很残忍地回答："对不起，她连自己都记不得，更不可能记得你。"在这个阶段，患者的认知功能几乎完全丧失，就像自己一个人生活在一个陌生的世界里，孤独地度过漫长的时光，这段时光那么长，就像"一百年"那么长。

　　通过以上的阶段划分，我们对阿尔茨海默病应该有了更清晰的认识：记忆障碍、失语、失认、执行功能障碍，以及人格和行为的改变。希望这些信息能帮助大家更好地理解这一疾病。

阿尔茨海默病症状

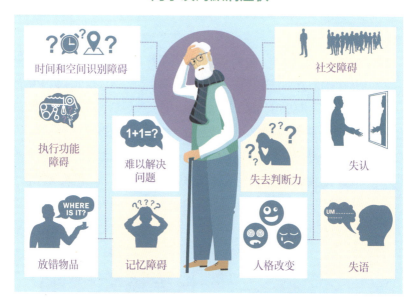

时间和空间识别障碍

社交障碍

执行功能障碍

1+1=?

难以解决问题

失去判断力

失认

WHERE IS IT?

放错物品

记忆障碍

人格改变

UM...

失语

阿尔茨海默病面前，人人平等

　　"百年孤独"的第三层含义，与一位作家有关。提到"百年孤独"，大家会想起1982年诺贝尔文学奖获得者加西亚·马尔克斯的那本旷世名作。但很少有人知道，马尔克斯本人也是一位非常典型的家族式遗传的阿尔茨海默病患者。曾有人问我："我家里的好多亲人都得过阿尔茨海默病，我将来会不会也得？"我很肯定地告诉他："不会，因为家族性阿尔茨海默病的患者在全部患者中的占比还不足5%，我们身边绝大

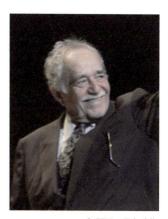

加西亚·马尔克斯
（患病年份：2006—2014年）

多数的患者都是散发性的。"因此，不必因为家族里有亲属患病而过于担忧。

　　除了马尔克斯，历史上还有许多知名人士也曾遭受阿尔茨海默病的困扰，比如铁娘子撒切尔夫人在晚年拒绝阅读报纸，因为她常常在读完一句话时忘记了前面内容。曾任美国总统的里根在晚年只认得他的妻子，其他人则无法辨认。然而，当他得知自己被诊断为阿尔茨海默病后，立即联系媒体，希望向公众展示这一疾病的真实面貌，从而提高人们对阿尔茨海默病的认识。美国也因此成为第一个设立"阿尔茨海默病纪念日"的国家，这在很大程度上归功于里根的努力。

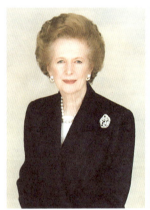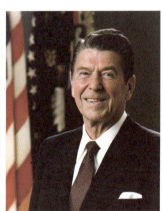

"铁娘子"撒切尔夫人（患病年份：2002—2013年）
罗纳德·威尔逊·里根（患病年份：1994—2004年）

　　此外，詹姆斯·哈罗德·威尔逊（James Harold Wilson）也是一位受此病困扰的政要。他曾两次当选英国首相，但在1976年确诊阿尔茨海默病后卸任。为了感谢他的贡献，英国女王特意为他举行欢送晚宴，使威尔逊成为历史上第二位享受此待遇的政要（第一位是丘吉尔）。值得注意的是，威尔逊是所有名人中最不幸的，他在生命中的最后19年都在承受着阿尔茨海默病的折磨。

有些人可能会想，这些都是政治人物，那么科研工作者就不会得病吧？对此，我想提及的是2009年诺贝尔物理学奖得主高锟，他在2004年确诊为阿尔茨海默病。在2009年领奖时，他甚至无法记住领奖的流程，最终在他人的帮助下完成了上台领奖的过程。

还有些人会说："我不想从政，也不想做科学家，我想从商。"那么我们可以看看美国职业篮球联赛（NBA）洛杉矶快船队的老板唐纳德·斯特林（Donald Sterling）。他是一位在商业上颇具智慧的人，掌管球队超过30年，但在晚年也未能摆脱阿尔茨海默病的折磨。

也有些人可能会认为，从事文艺工作的人身体虚弱，强壮的人应该就不会得病了。足球运动员盖德·穆勒（Ger Müller）是国际足联官方公布世界足球有正式数据统计以来，职业生涯进球最多的伟大球员（1216场比赛，打进1461个进球）。可惜的是，2014年他在意大利走失，找回后被确诊为阿尔茨海默病。

即便是世界知名的美女也依然无法摆脱疾病的魔掌。美国知名的小说家史蒂芬·金在1982年出版了一篇中篇小说，名字叫

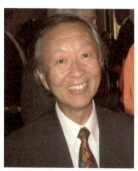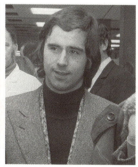

"光纤之父"高锟（患病年份：2004—2018年）、
西德"轰炸机"盖德·穆勒（患病年份：2014—2021年）

"百年孤独"的阿尔茨海默病

作《丽塔·海华丝与肖申克的救赎》（*Rita Hayworth and Shawshank Redemption*）。后来该小说被改编成电影时，导演弗兰克·德拉邦特（Frank Darabont）因原著名字过长，将其改名为《肖申克的救赎》（*The Shawshank Redemption*）。在电影中，监狱里的犯人们围坐在银幕前，贪婪地看着丽塔·海华丝（Rita Hayworth）充满激情的歌舞表演，牢房斑驳的墙上贴满了她的海报。其中，主人公安迪用来遮挡墙洞的海报，正是出自丽塔·海华丝主演的电影《吉尔达》（*Gilda*）。丽塔的海报背后，隐藏着通往自由与希望的隧道，她因此也被称为美国的"希望女神"。

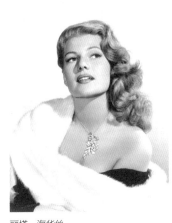

丽塔·海华丝
（患病年份：1971—1987年）

但厄运降临在1971年，这位美丽的女神开始记不住长一点儿的台词，并在随后的若干年间逐渐忘记了道路、时间，甚至所有的亲人。1987年5月14日，丽塔·海华丝在阿尔茨海默病的折磨中于纽约去世，享年69岁。即便是这么一位美丽动人的女神，也丝毫没有得到阿尔茨海默病的怜悯。

通过这些例子，我们可以总结出阿尔茨海默病的两个重要特点：

第一个特点就是患病时间长。我特意标出了上述名人的患病年份。阿尔茨海默病的病程通常从七八年起步，有些病例的病程甚至长达二三十年。因此，患者在此期间需要长期的治疗和照顾，这也给家庭和社会带来了沉重的负担。

第二个特点，病因与很多因素无关。很多人可能会好奇，阿尔茨海默病的发生是否与患者的种族、职业、社会地位或性别有关。研究表明，这些因素都统统无关。目前学术界统一的认识是，阿尔茨海默病的发病率仅仅和年龄有关。因此，我们应当善待身边的老

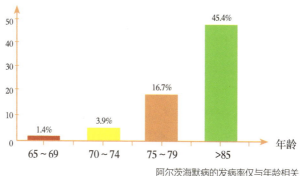

阿尔茨海默病的发病率仅与年龄相关

年人，更要随时留意他们是否出现相关症状。

时至今日，阿尔茨海默病对人们健康的影响越来越明显。知名临床杂志《柳叶刀》的调查显示，2015—2018年我国60岁以上患轻度认知障碍（MCI）的人数为3877万人，而MCI患者有很大的概率会转化为阿尔茨海默病。而对阿尔茨海默病患者而言，往往一人得病，全家照顾，照顾患者的责任经常会扩展至整个家庭。更可怕的是，根据国家卫生健康委员会发布的《阿尔茨海默病患者需求洞察报告》，目前在患病人群中，有2.5%的患者属于40岁以下的中青年人群。在这个年龄段发病对一个家庭的打击是毁灭性的。因此，阿尔茨海默病波及的人群庞大。

同时，根据国家统计局公布的数据，2023年我国60岁以上的老龄人口为2.6亿人，到2033年，这个数字将增大至4.56亿人，新增近2亿人。这也在客观上增大了患病人群的基数。但是与此对应的是，我国民众对阿尔茨海默病的认知仍处于初级阶段，因此迫切需要更多的科研工作者积极发声，向公众普及该疾病的相关知识，提高大家对阿尔茨海默病的认识和关注。

致病假说和治疗方向

目前，对抗这个疾病的最重要手段仍然只是预防。中央电视台曾推出节目，提出预防阿尔茨海默病的方法包括不吸烟，减少盐、糖、油的摄入量，不饮酒或少饮酒，经常锻炼以及多吃富含胆碱的食物等。然而，这些预防措施不是专门针对阿尔茨海默病的，更倾向于是一系列保健措施，这主要是因为我们对阿尔茨海默病的具体发病机制尚不清楚。

目前有几十种关于阿尔茨海默病的致病假说，随着时间的推移，这些假说也在不断演变。早期的假说包括头部外伤、低教育水平、甲状腺疾病、母亲的生育年龄以及病毒感染等。五六年前，《柳叶刀》提出了9项风险因素，包括教育年限少于12年、高血压、肥胖、糖尿病和缺乏运动。而在近一两年，研究开始关注生活压力、

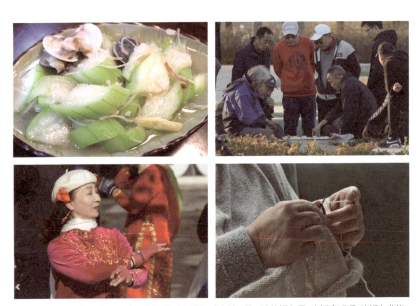

阿尔茨海默病预防12法：不吸烟；少饮或不饮烈酒；减少糖、盐、油的摄入量；吃饭多咀嚼；吃饭七分饱；要吃含维生素 B_{12} 的食物；要吃富含胆碱的食物；不用铝制餐具；勤动脑；经常活动手指；经常体育锻炼；防治便秘

环境因素如雾霾，以及阻塞性睡眠呼吸暂停（打呼噜）等，逐渐向生活方式靠拢。

从发病的分子机理的研究角度看，目前公认的研究重点是β-淀粉样蛋白。1906年，阿尔茨海默医生第一次发现患者的大脑存在萎缩现象，并在脑内存在着淀粉样斑块沉淀现象。直到1984年，科学家才第一次鉴定出淀粉样斑块沉淀中的主要成分是β-淀粉样蛋白。因此，眼下几乎所有的解决思路基本都是围绕β-淀粉样蛋白展开的。

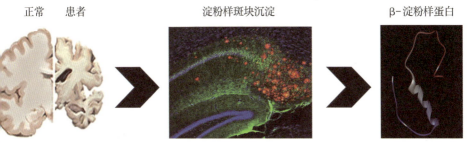

正常　患者　　　　　　　淀粉样斑块沉淀　　　　　　β-淀粉样蛋白

主流研究思路：β-淀粉样蛋白

但是，近年来β-淀粉样蛋白假说受到了越来越多的挑战，以此为靶点设计的两款上市药物，阿杜那单抗（aducanumab）和仑卡奈单抗（lecanemab），也频频遭受质疑。

这是否代表我们就对这种疾病束手无策了呢？恰恰相反，我们的团队目前采用全新的思路，利用更广泛的角度来重新审视阿尔茨海默病，我们将其看成一个整体，不再按照100多年间一直遵循的"头疼医头"原则，不再将其分割化、碎片化和孤立化，回归疾病发生、发展的本质。我们的团队依此思路开发的相关产品正在稳步推进，期待在不久的将来能够为每一个遭受着病痛折磨的家庭带去希望。

我相信，随着一代又一代年轻科学家的努力，他们将用青春、智慧与热血坚定地推动这艘破冰船向前航行。好消息是，我们国家在2024年12月31日公布了《应对老年期痴呆国家行动计划（2024—2030年）》。我相信在不久的将来，我们一定能够将所有患者从孤独的冰块中解救出来，让他们重新回到温暖的家庭，感受到我们的爱是如此温暖。

思考一下:

1. 阿尔茨海默病的第三个阶段为什么被视为"治疗黄金时间窗口"？及时就医的好处是什么？

2. 阿尔茨海默病的症状包括哪些方面？请简要列举并解释其中一个症状的表现。

3. 阿尔茨海默病的病程通常有多长？患者在此期间需要什么样的支持？

扫一扫，看演讲视频

从理解大脑到模仿大脑

脑科学的未来

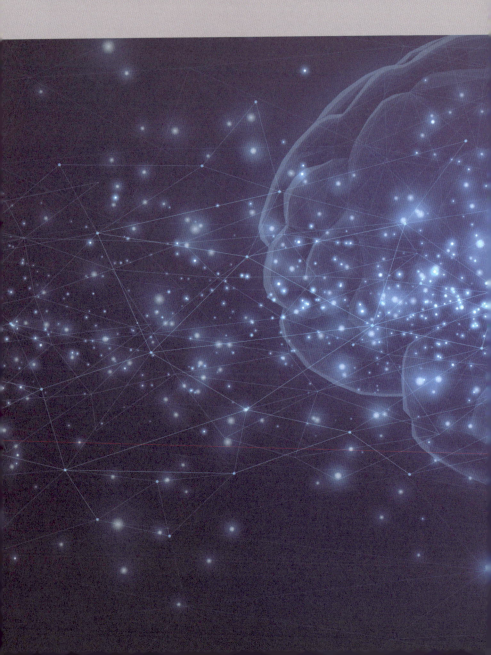

蒲慕明
中国科学院院士、中国科学院神经科学研究所研究员

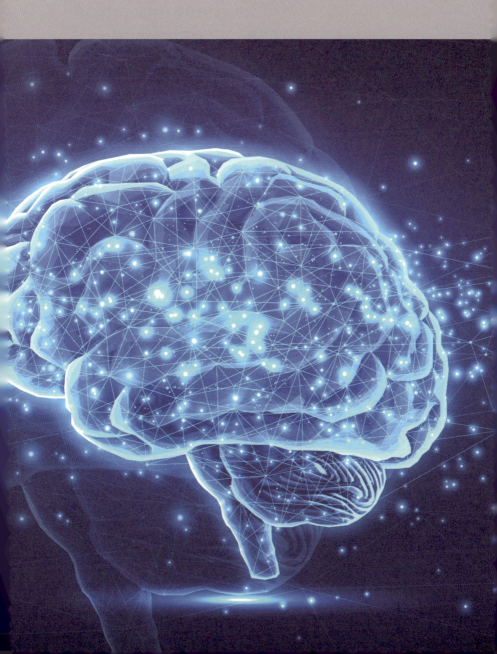

大脑是人体最重要的器官，可能也是宇宙间最复杂的物体——结构复杂、功能复杂，不知道比最大的超级计算机复杂多少倍。这个复杂的物体是怎么出现的呢？它是生物演化过程中的一个奇迹。

大脑外面有皱褶的这层叫大脑皮层，是所有重要的脑功能的关键区域。理解大脑，不仅要知道大脑皮层的结构和功能，还要知道大脑皮层里那些复杂的核团的功能。为了理解这些问题，科学家们至少已经花费了200年时间。

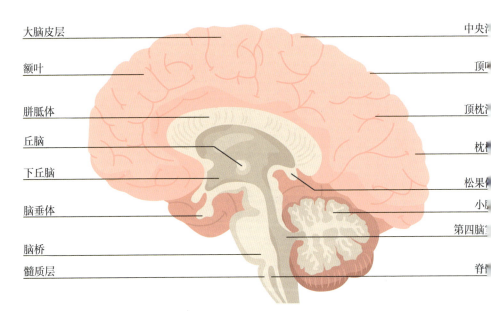

大脑皮层　额叶　胼胝体　丘脑　下丘脑　脑垂体　脑桥　髓质层

中央沟　顶叶　顶枕沟　枕叶　松果体　小脑　第四脑室　脊髓

现在，我们对大脑的一些传导机制已经理解得比较清楚，如大脑如何处理信息、神经细胞怎样编码和传导信息、信息如何从一个神经元交互到另一个神经元……同时，我们对不同的神经元各自做什么、在各种功能中产生什么反应，也了解得很清楚。

在过去的一个世纪里，诺贝尔奖涉及的神经科学重要发现都与大脑的信息编码、储存相关。但是，我们只清楚地了解了神经细胞如何处理信息，对整个大脑复杂的网络结构却知之甚少。

我们并不清楚的是：到底是什么原理使得神经细胞在某种情况下发生某些反应？大脑中的信息处理是怎样的？如何理解各种感知觉、情绪，还有一些高等认知功能——思维、抉择甚至意识？

虽说脑科学已有相当大的进展，但是未知远远多于已知。我常用一个比喻来形容当下的脑科学研究：脑科学现在的处境，相当于物理学和化学在20世纪初期的处境，有很多事情已经搞清楚，但是重大的理解和突破还没有出现。

因此，现在的脑科学仍是生物科学里比较神秘的领域。从这一点来看，脑科学将成为未来生命科学发展中的重要领域。对于有志于科学研究的年轻人来说，脑科学不但在这个世纪，甚至在下个世纪依旧是有待探索的前沿科学。

最关键的问题

脑科学中最关键的问题，是我们对脑的各种功能和神经网络的工作原理理解得非常粗略。

我们知道大脑不同皮层的部位有不同的功能。比如，大脑后方负责视觉，前方的上部分别负责运动、感觉、嗅觉以及语言。假如大脑出现损伤，比如脑卒中（俗称中风）以后，受损区域对应的功能会丧失。

目前，我们只是大致理解脑区和功能的关系，但对更多的细节仍缺乏了解。举个例子，脑成像技术（PET）——正电子发射图谱、扫描图谱技术，目前已经在各大医院里得到非常广泛的应用。PET的好处就是可以告诉人们大脑里哪些区域有电活动，有电活动就表

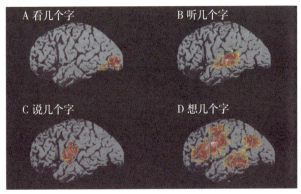

A 看几个字   B 听几个字

C 说几个字   D 想几个字

正电子发射断层扫描脑成像（PET）

明该区域正在进行某种功能。如果大脑某区域的电活动异常，就表明对应的功能出现异常。

例如，在对大脑功能正常的人进行测试时，如果让被试在脑成像设备中躺着，并给他展示几个文字，就会发现其大脑后方产生电活动，表现为葡萄糖使用量的增加。这是因为被试的血液中被单独注射了带有放射性的葡萄糖。研究人员据此可以很快知道被试的大脑有活动。

类似地，若给被试播放几个字的语音信息，其听觉区就会产生

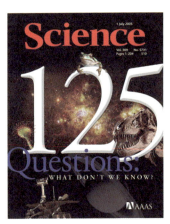

Science 杂志庆祝创刊125周年发布的125个科学问题

电活动；而当被试在说几个字时，大脑左侧的语言区就有反应。我们现在对此可以做到实时观测。

然而，假如让被试闭上眼睛，不看、不说、不听，再让他回想刚才看到的几个字是什么意思时，就会发现其大脑里到处都有电活动。这个奇怪的现象说明思考是一件非常复杂的事情，它牵涉大脑里的很多区域。

为什么只是思考几个字的意义，大脑网络就全部开始活动？要理解这点，目前

还相当困难，我们还需要知道大脑全部的未知奥秘。

Science 杂志在庆祝创刊125周年时，曾邀请全球几百位科学家列出他们认为当今世界最重要的前沿科学问题，最后归纳出125个，其中有18个问题属于脑科学。这些问题中排在最前面的包括意识的生物学基础、记忆的储存与恢复、人类的合作行为、成瘾的生物学基础、精神分裂症的原因、引发孤独症（自闭症）的原因等，这都是大家关心且未被解决的重大问题。尽管该调查已经过去20年，但现在公认的重大脑科学问题依旧未变。

要理解这些问题，首先要了解大脑的神经网络。神经网络像电缆一样复杂，人脑中上千亿个细胞连在一起，延伸出很多"导线"——轴突。轴突和其他细胞联结在一起，最终形成了这一网络。

大脑网络非常复杂，神经元数目众多。大脑约有1000亿个神经元，而且每个神经元的放电模式、编码模式各不相同，信息处理方式也不一样。所以，要理解这个复杂的系统如何工作，将是一个巨大挑战。

我们可以从三个层面更好地理解这个网络。

脑成像或磁共振成像（MRI）等功能成像手段，提供给人们的是厘米或毫米级别分辨率的宏观视野。在这个范围内，我们大致可以看到神经束在脑区之间的走向。

每个神经束都由成千上万的神经细胞纤维构成。要进一

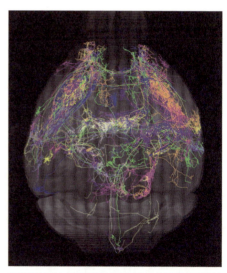

三维重构52个小鼠皮层神经元的轴突全脑投射图谱（神经所严军和华中科技大学骆清铭提供）

步知道细节，必须在介观（介于微观和宏观之间的状态）层面研究神经环路，了解每一个神经细胞如何跟其他不同种类的神经细胞联结并输送信息，了解它们在实现各种功能时有什么活动。

此外，我们还可以在电子显微镜下观察细胞，在从微米到纳米层面的微观尺度上更精细地观察。

目前，神经科学研究最关键的一点，就是从已知的宏观层面进入介观层面，进而理解大脑网络结构的形成与功能。

举个例子，我们把小鼠52个皮层的神经细胞用荧光标记后切片，重构其三维结构，其中每一种颜色代表一个神经细胞。然而，实验结果发现大脑的复杂性难以想象。这52个细胞种类不同，在大脑中分布的规则也不一样。然而，这仅仅是52个细胞，人脑有上千亿细胞，真正分析起来无疑是巨大的挑战！

这是目前神经科学面临的一个重大挑战。所以，未来脑科学的第一个关键点就是在介观层面上弄清大脑的网络结构，即图谱结构。

大脑传导信息靠的是电，电活动像电波一样在神经细胞里传导，但这与电子在电线中传导不同。因为这种横波是跨过细胞膜的离子流动造成的——阳离子从外面流入细胞内，造成了波动，波动不断向前推，其推动速度比电子流的速度慢得多，每秒钟只有几百米。

电波被传到神经轴突终端的时候，会通过突触把信息传递给下一个细胞。一个神经细胞之所以能够把电信息传给下一个细胞，是因为它能释放一种叫作神经递质的化学物质。神经递质在传到下一个神经细胞后，会继续触发下一个细胞的电活动，这就是电信号的传导模式。

如何观测电信号以及电信号在网络中的处理模式等问题，是我们现今要了解的关键问题。

中国脑计划

关于我国脑科学的未来，主要有三大发展方向。

首要的目标就是理解大脑，这是我们理解大自然的终极目标之一。我们常常提到神秘的外太空，对于人类来说宇宙中有很多未解之谜，如暗物质和暗能量等。其实，我们的大脑里也有一个宇宙。人体这个"内在宇宙"的结构是怎样的？它是如何运作的？这都是我们未来所要了解的。

了解大脑，一方面让我们对自然有更深入的了解，另一方面可以带来重要的实际应用——模拟大脑。创造出像人一样拥有智慧的机器，这是人工智能的终极目标，也是脑科学的发展方向之一。

此外，大脑对于人口健康至关重要，我们要保护好大脑、促进智力发展，防止大脑的衰退以及脑疾病的产生。这是脑科学未来发展的第三个重要方向。

中国科学家经过四年讨论，终于在2018年正式确定了中国脑计划的内容。实际上，世界各国都各自拥有脑计划，美国、日本、

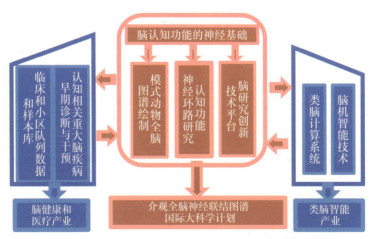

中国脑计划"脑科学与类脑研究"

欧盟的脑计划规模都不小。中国的脑计划筹划了四年，瞄准的是中国脑科技的未来。那么，它要做什么呢？

中国脑计划的三个方向具有"一体两翼"的结构。这一结构的主体就是脑认知功能的神经基础（网络基础）。我们必须知道大脑的图谱结构，弄清楚联结图谱、结构图谱。在此基础上，我们可以搭建各种平台，助力科学家解析上述图谱的功能。

为此，我们希望启动一个由中国科学家主导的国际大科学计划，专注于全脑介观层面上的神经联结图谱研究。介观图谱不仅是中国科学家的关注重点，也吸引着世界各国科学家的兴趣。通过这一计划，我们能够研究动物特别是模型动物（包括小鼠、猕猴等与人最相近的灵长类动物）的大脑图谱。

"两翼"的其中一翼是脑疾病的诊断与治疗，并以此形成各种新型的医疗产业；另一翼是类脑人工智能、类脑计算、脑机接口等与人工智能相关的新技术的研究，该领域对未来的人工智能产业具有重大影响。

这就是目前中国脑计划的方向，也被公认为最好的方向。与世界其他国家的脑计划相比，我们的计划虽然启动得晚，但设计最为完善，我们也希望它未来的实施过程也最圆满。

发展方向一：理解大脑

那么，大脑认知的原理是什么呢？

第一个就是基本的脑认知功能。我们的感觉、对外界信息的接收包括感知觉、学习和记忆、情绪和情感、注意和抉择，这些都是基本的脑认知功能。果蝇、小鼠、猴子，甚至斑马鱼、线虫等很多动物都有这种基本功能。

然而，只有灵长类等动物才有更高级的脑认知功能，其中包括：共情心与同情心——你悲痛了，我也感到悲痛；社会认知——在社会群体里面的认知；合作行为——人的合作行为尤为特殊、复杂；各种意识，比如人的自我意识；语言，人类的语言是其他动物所没有的、非常复杂的语言。

　　了解上述认知功能产生的机理，对于设计类人脑的下一代人工智能具有重要意义。想要设计出不仅能理解语音、辨识语音，还能理解语义的人工智能设备，还需要知道人的大脑是怎样处理语言的。

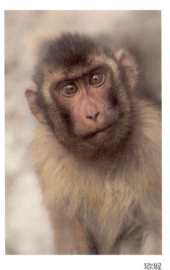

猕猴

　　要想做到这一点，必须先有模式动物。因为涉及伦理问题，我们不能直接在人体上做实验，而猕猴在大脑结构上和人类非常接近，是很好的模式动物。因此，我们要先在猕猴等动物身上进行各种实验，查找大脑工作的原理，之后再引申到人类，看看人类的大脑是否与此相同。

　　认知功能的神经基础里，最关键的还是要制作出全脑神经联结图谱。我们需要知道大脑里神经元的种类以及如何确定神经元的类型。这是一项很重要的工作，目前世界各国都在开展相关研究，我们也不能缺席。

　　了解了神经元类型之后，我们还要弄清楚各脑区每一类神经元的输出纤维和输入纤维，以及它们要通向哪里。这一过程构成了大脑的结构图谱。

　　有了结构图谱，我们才能摸清神经元的电活动，观察电波何时出现，又是如何传导信息的。这一过程构成了大脑的活动图谱。全部图谱绘制出来之后，我们才能解析神经环路的最终功能。

发展方向二：疾病诊断与治疗

在我国，脑科学的一项重大应用就是为"健康中国"服务。如何维持健康的大脑发育以及智力发育，是非常重要的社会问题。维持大脑的正常功能，延缓大脑退化，这些都是健康生活所必需的。

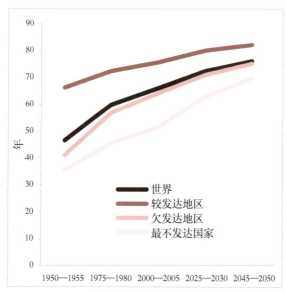

出生时寿命期望值（来源：联合国）

对于老龄化社会而言，神经退行性疾病是个重大问题。目前，中国65岁以上的老年人有1亿多，是世界上老龄人口最多的国家。与此同时，中国人的平均寿命不断增加，新生儿的寿命期望值是65岁，中国已基本进入老龄化社会。

因此，防治各种与老龄化相关的疾病显得非常重要。以大家最常听到的阿尔茨海默病为例，假如没有很好的治疗方法，到2050年，全世界会有超过1亿人患上阿尔茨海默病；在85岁以上的老年人中，平均1/3的人有发病的可能。这不是一个小数字。如果中国脑计划能够在15年之后把阿尔茨海默病的发病期从85岁延缓到95岁，这将是一个巨大的贡献。

其实，不仅是阿尔茨海默病，其他重大脑疾病也会给社会带来沉重的负担。

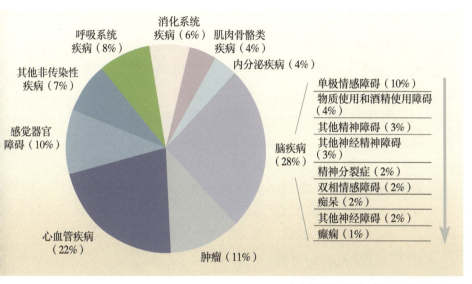

各种疾病的社会负担（来源：世界卫生组织）

幼年期的孤独症（自闭症）与智力障碍，中年期的抑郁症和成瘾，阿尔茨海默病与帕金森病等老年期的退行性脑疾病等，都属于重大脑疾病。

只有充分了解它们的机理，才能够找到最有效的解决方法。但我们对这方面的了解有限，尤其是对抑郁症、双相障碍（俗称躁郁症）、精神分裂等精神类疾病，我们并不清楚到底是什么原因造成的。要把这些问题搞清楚，可能还需要几十年时间。

不过，我们也不可能等到完全搞清楚致病机理才去治病，所以在完全了解致病机理之前，我们必须研发出各种脑疾病的早期诊断指标。一旦有了诊断指标，我们就可以进行早期干预。比如，在患者开始记忆衰退时，采取手段减缓或延迟衰退。这些干预手段可以是药物治疗，也可以是物理、心理或是生理干预。

有趣的是，玩游戏就是一种心理和生理相结合的干预手段，因为游戏不仅需要身体运动，还涉及思维运作和快速反应。

如果能够设计出针对某一种功能异常的有效干预手段，对脑疾病患者来说也是好事。我们不一定需要完全摸清机理，只要知道哪一个功能失常就可以了，因此对于功能的定量测量又变得非常重要了。

脑疾病诊治中所研发出的各种干预手段，在应用到人体之前必须先进行动物实验，这涉及伦理问题。在研发清楚之前不能进行临床试验，因此，成功建立起猕猴等非人灵长类动物的疾病模型就变得非常重要。科研人员可以在猕猴的疾病模型上测试诊断手段是否有效，之后再进行临床试验。

除了尚未完全了解致病机理之外，脑疾病治疗还面临着很难找到特异的药物靶点这个难题。

药物都有副作用，但其他疾病药物的副作用不像脑疾病药物的副作用那么大。这是因为脑疾病产生的原因在于大脑的某些网络出现异常。大脑中不同的网络异常会产生不同的疾病，药物针对分子和细胞，而大脑网络都是由类似的神经细胞和神经突触联结形成，因此我们很难找到特异的药物。

这也是多数大制药公司在过去20年间的脑疾病药物研发都以失败告终的原因。多数大公司放弃了相关研发，因为每种药物的研发周期异常漫长。投入十几年甚至二十年的时间和几十亿美元的金钱，研制失败率却在90%以上，这使得许多大公司不得不放弃相关研究。如今，只有科研人员在实验室研制出很好的成果后，大公司才会紧随其后投入检验。

在药物进入临床之前，为判别药物是否可用，也要进行动物实验。检测的首要指标就是药物的安全性——动物使用后是否安全，健康是否会受到不良影响，以及药物的代谢问题，等等。

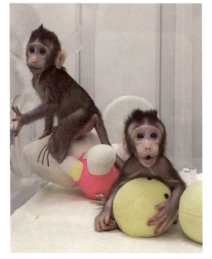

克隆猴

过去，研究人员常常用猕猴等灵长类动物进行药物检测，但目前还缺少灵长类动物的药效检测模型。这是因为进行药效检测的前提是猕猴等灵长类动物出现相关疾病的症状。但目前研究人员手中并没有灵长类动物的相关模型，我们无法使用已有的小鼠模型，因此建立更可靠的灵长类动物相关模型也是我们努力的方向。

最近的克隆猴项目目的就是研发出克隆猴的疾病模型，以便应用于脑疾病治疗。

发展方向三：类脑智能

脑科学研究的另外一个重要应用就是脑机智能技术和类脑研究。

这一领域未来很重要的一个发展方向，就是探索脑机接口和脑机融合的新方法，以及各种脑活动的刺激方法、调控方法以及建立新一代人工网络模型和计算模型。

尽管现在的深度网络计算模型很好，但与人脑相比，它还差得很远。如果能够更进一步研发出类人脑的新型计算模型和新的类似

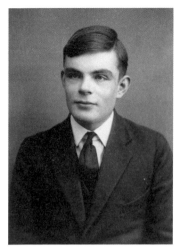

艾伦·图灵（Alan Turing，1912—1954）

神经元的处理硬件，并将它们应用到新一代计算机上，就有可能制造出更优秀、更高效的计算机，它们的计算能力将更接近人类，并且能耗更低、效率更高。

此外，类脑计算机器人和大数据处理也是未来类脑研究的方向。

如何判断一台机器具有人的智能？大家也许听说过图灵测试，著名计算机科学家艾伦·图灵曾在70多年前提出过一个设想：在看不到对方的情况下，分别与一台机器和一个人对话，并在对话过程中分辨出对方是机器还是人。如果无法分辨出对方的身份，就可以认定这台机器具有人的智能。其中，语义的理解是最关键的。

多年来，人们一直希望制造出能够通过图灵测试的机器。那么通过测试的标准是什么？现在的标准是，只要有1/3的人在5分钟之内辨别不出跟自己对话的是机器还是人，即可认定机器获胜。

小冰是微软（亚洲）互联网工程院在中国推出的人工智能聊天机器人，它可以通过对话不断提升自己，增加自身的知识储备，增强回应能力。虽然问世多年的小冰具有很高的对话能力，但人们还是很容易就知道它不是真正的人而是一台机器。

在今天，要想真正做出好的类脑智能，必须依靠新的图灵测试。除了语言能力之外，测试指标还应包括对各种信息的感知能力与处理能力。具体来说，可以让一个机器人和一个人各自操作一只机械手玩一个玩具，同时要求他们彼此间就动作情况进行对话，以便进行判别。我们很容易发现，这类测试可比和一台计算机对话复杂多了。团队合作也应该是测试的内容。例如，让一个机器人与人类合作进行某些活动（如进行比赛），观察大家是否能够辨别出队员中的机器人和人类。这些都是新的图灵测试所涵盖的内容。

我们可以期待,未来二三十年内会出现能够通过新的图灵测试、具有通用人工智能的类脑人工智能。

思考一下:

1. 要进一步发展脑科学,首先要解决什么关键问题?

2. 未来我国脑科学发展的方向有几个? 它们各自关注什么问题?

3. 你如何看待人脑研究对发展人工智能的启发?

扫一扫,看演讲视频

失控的进食，
一场与身体的斗争

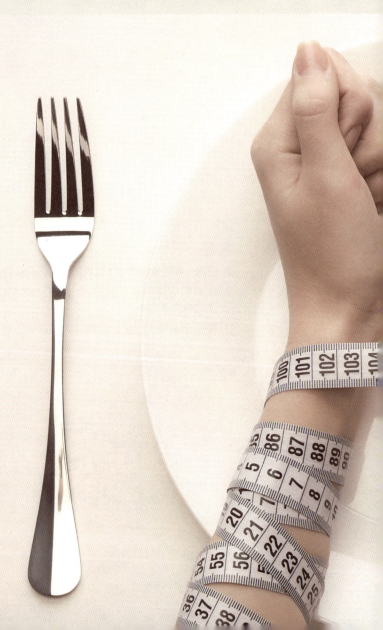

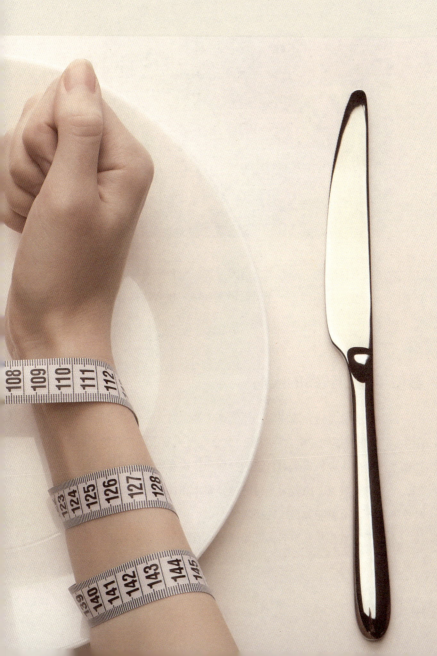

李雪霓
北京大学第六医院主任医师

大家一定还记得，2024年春节档有一部引人注目的电影——《热辣滚烫》。我第一时间走进电影院，观看了这部影片。原因很简单，就是因为它在宣传中提到的"减重100斤"。我想，这可能会成为我与患者讨论的一个话题。

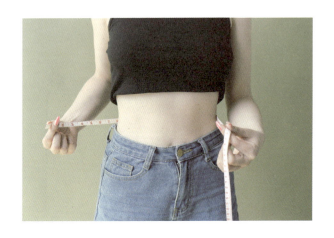

之所以有这样的讨论需求，是因为我是一名精神科医生，而且近20年来，我一直专注于一个特殊的疾病——进食障碍。

看似平常却致命的疾病

那么，什么是进食障碍呢？虽然这个概念对大家来说可能有些陌生，但如果我提到"厌食症"和"贪食症"，大家或许会有所了解。这两类患者的主要特点是对自己的身材和体重有着过度的关注和控制。或许你会疑惑，患者对身材的过分要求和普通人的身材管理有什么不同？怎么就能算是一种疾病呢？

下面我们就先从几位名人开始谈起。首先是美国著名流行乐歌

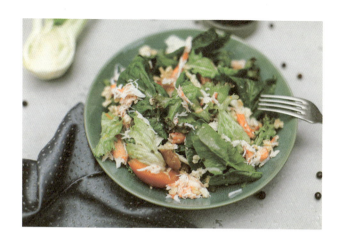

手卡伦·卡朋特，她的歌声伴随着我的成长。但在我从事这个专业后得知，她在32岁时因厌食症去世，这让我十分震惊。同样，法国模特伊莎贝尔·卡罗也因厌食症去世，时年28岁，当时她的体重仅有60斤。

从这两个例子中，我们可以看到，进食障碍和普通人的身材管理截然不同，它是一种疾病。厌食症的特点是对瘦身的追求永无止境。哪怕身体已经非常消瘦，患者仍会极度害怕发胖，因此他们会采取各种极端手段来控制体重，导致营养不良，甚至多脏器衰竭，厌食症的死亡率在5%到20%之间，十分危险。

接下来，我们来看一下贪食症。很多贪食症患者表面上看是妥妥的女神，但背后却在与自己的身体进行艰苦斗争，比如英国的戴安娜王妃。为了控制身材，她经历了节食、暴食和催吐的恶性循环，这是贪食症患者的普遍特征。虽然她对理想体重的追求不像厌食症患者那样无止境，但同样

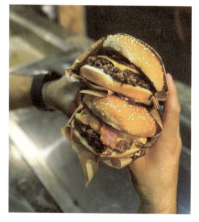

会对饮食进行严格控制，并伴随着频繁的暴食发作。

进食后，这类患者常常感到焦虑和内疚，因此会采取补偿性行为，包括进一步节食、过度运动，甚至更严重的催吐和导泻。其中，催吐是最危险的行为之一，贪食症的死亡率大约为1%，主要源自催吐导致的身体内环境紊乱，以及由此引发的心律失常和心跳骤停。

大家可能注意到了，我分享的这些例子都是女性。确实，进食障碍与女性有着特殊的关系。首先，发病率在女性中占绝对优势，女男比例在9：1到10：1之间。其次，这类疾病通常发生在青春期，即女性身体和心理发育的关键阶段，危害尤为严重。此外，进食障碍往往与节食和减肥有关。

对现代女性而言，身材管理承载了诸多特殊意义，如自律、吸引力，甚至聪明和成功，这使得她们常常在不考虑身体需求的情况下盲目跟风减肥，从而更容易陷入进食障碍的陷阱中。

对疾病和患者的误解

进食障碍的临床特征经常让这个疾病被误解，导致这些患者求治和康复的过程更加艰险。

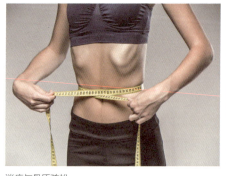
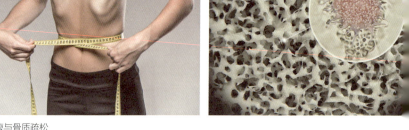

消瘦与骨质疏松

首先，这种疾病对躯体的损害极大，容易被视为躯体疾病。以厌食症为例，患者往往表现出显著的消瘦，并伴随停经、便秘和脱发等症状。当被询问原因时，患者可能会说"我胃胀，我吃不下"，这使得焦急的家属常常带他们去看消化科、内分泌科、妇科或中医科等，结果患者在这些科室辗转多年，许多医生也难以联想到"进食障碍"，导致问题得不到解决，拖延了好几年。

　　造成这种情况的原因之一是社会对这一疾病的了解甚少。很多家长知道孩子在减肥，但难以理解为什么他们已经很瘦了，心中仍想着要减肥。另一方面，这些患者往往会刻意隐瞒自己的真实想法和感受。为什么呢？因为他们既害怕被批评，也害怕表达后会被阻止减肥，这使得他们的求治之路变得异常艰难。

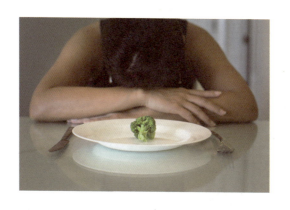

　　其次，患者的心理行为症状非常特殊，难以理解，容易让人将其视为品行问题。例如，他们往往将体重视为最重要的事情，家人的痛苦和朋友的关心在他们眼中显得微不足道。有的患者为了获得暴食时食用的食物，甚至可能说谎、偷窃或耍赖，这使得身边的人觉得他们品行不佳，进而选择远离。即便是像我这样的专业人员，在初次接触这些患者时也会产生回避的心理。

　　在这里，我想跟大家分享一个故事。大概在我工作第7年时，我轮转到一个刚开始收治进食障碍患者的病房，任务是让患者吃饭。当时，我们的病房收治了一个患有厌食症的女孩。有一次，我和两位护士负责看着她吃一碗饭。那时，女孩坐在桌前哭着说："这饭太淡了，我想要一口咸菜，姐姐，我求求你了，就要一口。"她哭得特别委屈。我实在不忍心，就给她拿了一包榨菜。我想，这样她就能一口榨菜一口饭搭配着吃。但当护士往她的碗里挤两根榨菜条时，她一下就把它们塞到了嘴里，然后继续哭诉，重复着"这饭太淡了，我想要一口咸菜"。

一个小时过去了，榨菜吃完了，饭一口没动。我还算是一个情绪比较稳定的人，但当时我气得在背后攥紧了拳头。在那之后，只要看见她，我就躲得远远的。可是几年后，我阴错阳差地加入了进食障碍治疗团队，从此开始阅读相关书籍和文献，与这类患者深入接触。也正是在那之后，我才明白原来这些患者如此痛苦和绝望。

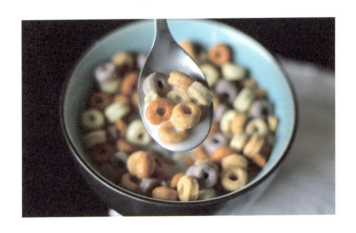

这碗饭摆在患者面前，仿佛一把枪抵着他们的脑袋。长期的饥饿损害了他们的大脑功能，使得他们的认知变得僵化，无法正常思考吃饭这件事。当大脑功能受到抑制，灵活性和整合能力下降时，这些患者面对异样的目光、人际冲突和否定，更倾向于主动回避。

然而，许多医生对此却难以理解，因此患者在求治时面临诸多误解和阻碍。

很多青少年在发病后很快就退缩到家中，就算上了大学，也往往是走读，或者让母亲陪伴。曾经有一位患者，她在国外留学期间病情严重，每天都需要通过视频电话向家人诉苦。幸运的是，她的父母一直给予支持，并且她的父亲只要有时间就飞过去陪她，如果实在走不开，也会在国内凌晨2点到4点与孩子视频聊天。

通过这些例子，我们可以看到，这类疾病带来的危害以及社会对其误解，导致患者和家庭承受了巨大的压力和痛苦。

为什么进食障碍患者骤然增加？

20多年前，没有多少人觉得进食障碍是个大问题。北京大学第六医院的数据显示，20年来进食障碍患者的住院人数发生了显著变化。2003年，一年仅有20多个住院病人。而到了2023年，一年时间里有将近300人住院，并且还有很多人在候床。全国各地的省

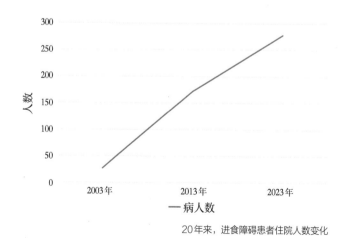

20年来，进食障碍患者住院人数变化

市也开始陆续设立进食障碍专科门诊和病房，以应对临床上日益增长的需求。在这样的背景下，作为专业人员，我们有必要深入思考并回答：这一现象到底是如何产生的？为什么会出现如此显著的变化？

在我看来，社会文化、潮流趋势和审美变化与进食障碍患者数量的"井喷式"增长密切相关。诸如"白幼瘦"观念、"A4腰"、"锁骨放硬币"以及追星文化等对孩子们的影响巨大。再加上自媒体和短视频的迅猛发展，以及大数据时代的到来，这些信息一旦被关注，就会不断推送，难免对人产生影响。然而，值得注意的是，仅有一小部分人会真正掉进这个"坑"。因此，显然这并不是唯一的因素。

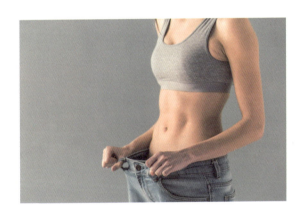

还有哪些其他因素呢？早在20世纪70年代，当西方国家进食障碍患者逐渐增多时，出现了一种"家庭致病说"。这种观点认为，家庭中若有一位控制欲极强的母亲，父亲通常会选择远离，女儿的进食障碍则会成为她无意识地与母亲争夺控制权的手段。虽然在一些家庭中确实存在这种行为模式，针对性干预也有其有效性，但这也使得一些无辜的母亲承担了不应有的罪名。后来的研究表明，只有一部分进食障碍患者的家庭符合这种模式。因此，我们现在需要从多元的视角，更客观地看待这一疾病的致病因素。

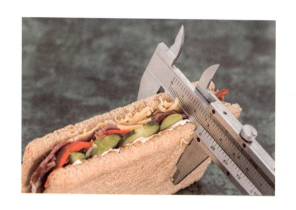

除了社会因素和家庭因素，我认为至少还有三种因素导致患者发病：个人的敏感特质、青春期对自我认同的需求，以及对食物的过度控制。举个例子，我曾经有一位患者，我们叫她小A。小A是一名品学兼优的学生，同时也是一个高敏感的孩子。她善于识别和揣测父母的微表情，并将这些情绪与自己挂钩，努力做到最好，以避免让父母失望。

这一策略也延伸到了她与同学和老师的日常相处中，尽管这样做让她倍感疲惫。所以从初中开始，她就试图与同学保持距离。虽然保持距离能够避免出错，但也带来了强烈的孤独感和失落感。为了掩盖这种孤独，她开始废寝忘食地投入学习。

一段时间之后，她逐渐瘦了，并意外地获得了一些赞赏。这样一来，除了学业，她又找到了一个可以掌控的东西——她的身材。为了应对青春期的同伴关系，她对自我认同的定位转变为"美女学霸"。随着时间推移，高中的课程越来越困难，长期的饥饿让她很难集中注意力，而且很焦虑。她的父母也注意到她逐渐消瘦，开始劝她不要再这样。然而，她的焦虑愈加加重，最终爆发，开始暴食。失控的暴食令她感到恐惧，她的第一反应是更加极端地节食，甚至不再进食，变得像一个没有情感的学习机器。

在经历食物剥夺后，她出现了两种状态：一是半饥饿状态，使她越来越焦虑，脑力下降，无法自控；另一种是极度生命威胁状态，即完全节食，这让她体验到一种面临威胁的假死状态。此时，大脑关闭了自己，焦虑感消失，但她看上去像一具行尸走肉。她的父母对此感到恐慌，幸好他们的学习能力和接受能力很强，迅速认识到这一疾病，让孩子开始休学治疗。

做你自己，选择自己的成功

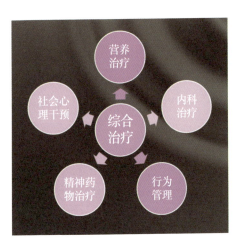

虽然进食障碍是一种危险且复杂的疾病，但幸运的是，它是可以治疗的。研究表明，经过系统治疗，治愈率可高达90%。

那么，什么是系统规范的治疗呢？在门诊中，我们称之为以家庭为中心的疗法。这种疗法包括5个方面：营养治疗、内科治疗、行为管理、精神药物治疗和社会心理干预。治疗需要家长的主导，定期带孩子去看营养师、心理治疗师、内科医生和精神科医生。

在我所就职的医院，精神科医生的角色同时涵盖了营养师和内科医生。所以小A第一次来我这里时，我就对她进行了全面评估并制订了基本治疗方案。随后，家长根据我的医嘱去找心理治疗师，并定期回到我这里复查，执行营养处方。这个过程非常艰难。

饮食和体重的恢复只是治疗的第一步。我们认为进食障碍常在青春期发生，反映了青春期发展受到阻碍的信号。因此，一旦生命

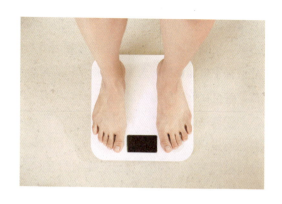

危险解除，我们会分析问题的根源。

在小A的治疗中，我们发现她的"卡"点是完美主义导致的人际交往困难。在家庭治疗中，我们发现，这个家庭的互动模式是有问题的，家庭成员之间默默付出，却不表达需求或爱。基于这些，小A的家人参加了我们组织的多家庭团体技能学习，学习如何解决这些问题并改善家庭互动模式。经过与我们团队的密切合作，这个家庭逐步走出困境。尽管孩子在体重恢复过程中经历崩溃，但家长运用团体培训中学到的技能陪伴着她。慢慢地，孩子脸上的笑容又回来了。

最后，经过2年的治疗，小A成功摆脱了进食障碍，重新过上了正常的生活，并考上了理想的大学，继续探索她的世界。她告诉我，

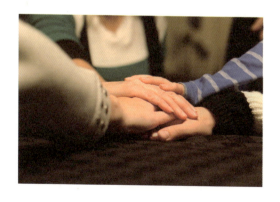

她现在已经可以自如地把在心理干预中学到的技能融入生活，既能把握自己的界限，又能和朋友们享受相拥的温暖。小A不仅走出了疾病困扰，还迎来了更加积极的人生。然而，仍然有许多人深陷进食障碍的困扰，甚至在危险的边缘徘徊，被身材焦虑所折磨。

我认为，对于成功的定义，因人而异。回到《热辣滚烫》这部影片，有人认为女主角乐莹减重100斤就是成功，而我看到的成功是她能够认清自己的需求，并懂得如何照顾自己。妇女解放运动给了我们每个人追求成功的自由。希望每位女性都能自由选择，做好自己，定义自己的成功。

思考一下：

1. 厌食症和贪食症患者在心理和生理上面临哪些主要挑战？为什么进食障碍患者常常不愿意表达自己的真实感受？

2. 社会对进食障碍的误解会对患者的康复造成什么影响？进食障碍的患者在寻求医疗帮助时通常会遇到哪些困难？

3. 小 A 的案例中，家庭互动模式对她心理健康有何影响？

扫一扫，看演讲视频

天才也会得的病

躁郁症不是你的错

甘照宇
中山大学附属第三医院精神科主任医师

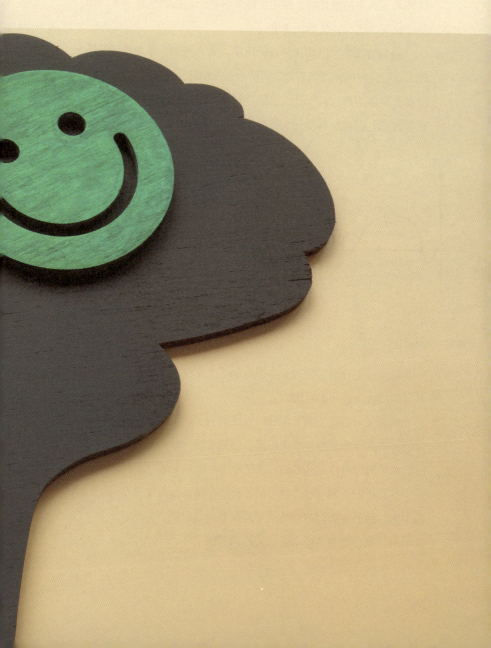

作为一名精神科医师，我的临床工作主要是处理患者或者各种来访者的情绪问题。在生活中，我们都有悲欢离合，也经常会经历各种各样的不良情绪。

2020年5月，一名30多岁的女士来到诊室。她向我述说近两年她掉入了人生的最低谷，经历了很多事情，包括妈妈做手术、四位长辈住院，还有一位师长去世。

她的情绪非常沮丧，说自己两年以来不想动、不想说话、不想理人，看到的世界都是灰色的，整个人无精打采，注意力无法集中，经常有轻生的想法。于是她求助过好几名医生，医生给她开过很多抗抑郁药，但是她并没有从药物中获益，情绪一直没有好转。

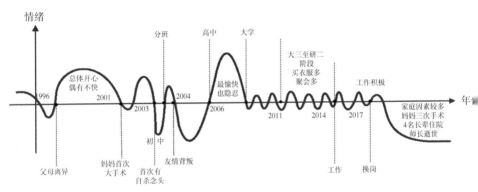

情绪的"跷跷板"

后来，她在看了我的一本书后画了上面这幅图，从图中我们可以看到她人生情绪的经历。

她的父母在她上幼儿园的时候就离异了，但这似乎没有给她的情绪带来太多的影响；小学阶段，她的心情一直都很好，她回忆自己的小学阶段总体是开心的，过着无忧无虑的生活，仅是偶有不快。

在初中时，她有过一段情绪低落的经历，那时她首次有了自杀的念头。她形容那时的情绪低落并没有任何原因，后来经历了一次友情的背叛，她的情绪一下子又掉到低谷里了。

到了高中，她的情绪开上了快车道，她形容高中阶段是人生最美妙的阶段。那时的她愉悦，觉得无比幸福，看什么事情都是美好的。呼出的空气感觉都是甜的，看事物的颜色也好像都亮了一个色调。她在高中阶段情绪高涨，因此高考成绩也不错，考上了大学。

然而，进入大学之后，她的情绪又像坐上了过山车。在冬、春季，她基本处在一种抑郁的状态，但并不严重，勉强能坚持学业。到了夏、秋季，她的情绪比较高涨，充满活力，购物、逛街、聚会一样都不落下。

这种状态一直持续到她开始工作。最近两年，她的情绪又一下子陷入低谷。她向我提问："医生，我这是什么病？"

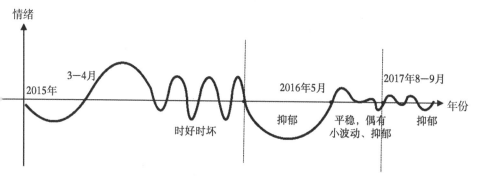

她让我想起了另一个患者，这名患者也画过一张图。他在2015年年初也经历了很长一段时间的抑郁，他吃了医生开的抗抑郁药后情绪马上有了起色，进入了一种非常愉悦的状态。

在这种愉悦的状态下，他认识了一个女孩。他们在酒吧邂逅，双方一见钟情，但这种热恋状态只持续了三四个月，后来他们因为三观不合经常吵架，他的情绪又像过山车一样起伏不定了。

两人争吵不断，最终分手了，他又陷入了抑郁状态。这种抑郁状态没有持续多久，很快他又恢复了愉悦的情绪，认为一切都变得美好。于是，他与女友复合了。然而在接下来半年的时间里，他与女友分分合合、身心疲惫。他一直在吃抗抑郁药，却不知道自己的情绪为什么会是这样的状态。

他问我："这是什么病？"我告诉他这就是"躁郁症"。

常见且难以诊断的躁郁症

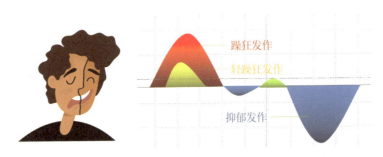

躁郁症患者既有轻躁狂发作的状态，又有抑郁发作的状态。有人形容患上躁郁症后情绪就像过山车一样，忽高忽低；也有人将其比作坐跷跷板，情绪在悲喜之间反复摆动。

我们常常听闻"抑郁症"，然而"躁郁症"同样是一种极为常见的精神疾病。

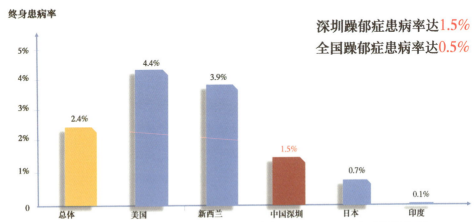

深圳躁郁症患病率达1.5%
全国躁郁症患病率达0.5%

数据来源：Merikangas KR, et al. Arch Gen Psychiatry. 2011;68(3):241-251. 数据来源：Huang Y, *et al. Lancet Psychiatry* 2019, 6(3):211-224

2019年，北京大学第六医院的黄悦勤教授进行了一项全国流行病学调查，发现全国躁郁症患病率大概为0.5%。按全国14亿人口计算，中国有700多万人患有躁郁症。2011年，中国深圳参与了世界卫生组织发起的一项流行病学研究，结果发现，在深圳人口中躁郁症患病率高达1.5%。两个数据为什么有这么大的差别？

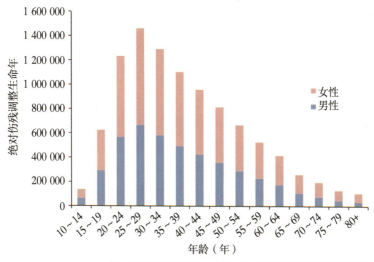

15~19岁是躁郁症发病高峰期，25~29岁是患病致伤残的高峰期

我们认为，双相障碍（躁郁症）在青少年中发病较多见，15~19岁是发病高峰期，25~29岁是发病致残的高峰期。这意味着它往往摧残个体于青春年华。

回过头看，为什么深圳比全国发病率更高？这是因为深圳是一座年轻的城市，这个城市人口普遍比其他城市更年轻，所以发病率更高。

双相障碍（躁郁症）的临床诊治情况不容乐观。我们在2007年做过一次流行病学调查，发现双相障碍患者的首次就诊误诊率高达九成以上。

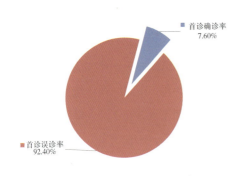

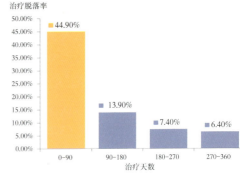

左：首诊误诊率高　　右：治疗依从性差

　　在接受治疗的患者里，没有经过医生同意就在半年内擅自停药的患者比例超过50%，这意味着很多患者并没有好好地依从治疗。为什么会有这种情况呢？

　　首先要回答的问题是，双相障碍是怎么诊断的？根据定义，双相障碍是既有躁狂又有抑郁发作的一类心境障碍，所以临床诊断主要依据医生的问诊，通过跟患者及其家属的交谈追溯患者在既往经历中是否同时具有躁狂、轻躁狂以及抑郁发作的情况。

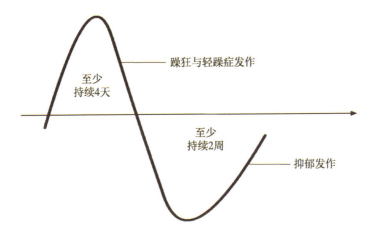

　　无论是抑郁发作还是躁狂发作，都有诊断标准，其中又包括症状标准和病程标准。比如，判断抑郁发作需要至少具备九大症状里的四项，同时病程需要持续两周；判断躁狂发作则要求八大症

状里至少具备四项，病程至少四天。如果
患者有过两次这类经历，就可以诊断为双
相障碍。

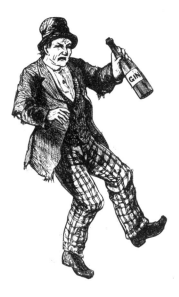

做出诊断听起来似乎很简单，实际上
却非常困难。这是为什么呢？

轻躁狂发作就像喝醉酒，而醉酒是一
个渐进的过程。没有人会在喝酒后主动找
医生说自己喝醉了并需要解酒药，躁狂和
轻躁狂患者也是一样。轻躁狂患者尤其不
会寻求医生的帮助，他觉得那种状态非常
美好，因此在临床很少见到。除非躁狂达
到失控的程度，患者才可能会被人押着、绑着送来住院。

那么在抑郁发作的时候又是怎样的状况呢？

抑郁的情绪往往会为患者的认知蒙上一层阴影，就像戴着墨镜
看世界。患者不仅觉得世界是灰色的，也会觉得过往的经历是灰色
的，所以很多患者都会形容自己一生都没有开心过。我们很难问出
这类患者是否有轻躁狂或者躁狂的病史。

在对已经确诊双相障碍患者的调查中，问及以往是否有轻躁狂、
躁狂发作，结果只有不到四分之一的患者表示有过躁狂或轻躁狂病
史（阳性率仅有23%）。因此，双相障碍的误诊不足为奇。

还有一类患者，他们"不是不躁，而是时候未到"。躁狂也好，
抑郁也好，都需要一段时间才能展现出来。有些患者第一次发病就
以抑郁发作为首发表现，这类患者在双相障碍患者中的比例为四分
之一到三分之一。

如果这类患者在首次发作时来就诊，而他的躁狂症状还没到来，
这时候就只能按照诊断标准把他诊断为抑郁症，而不能诊断为双相
障碍。

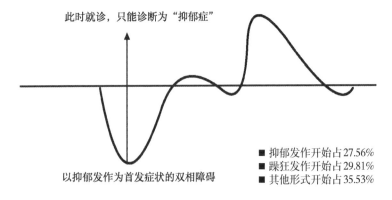

此时就诊，只能诊断为"抑郁症"

以抑郁发作为首发症状的双相障碍

■ 抑郁发作开始占27.56%
■ 躁狂发作开始占29.81%
■ 其他形式开始占35.53%

还有一类患者的临床情况非常复杂，很多患者不是按诊断标准和教科书生病的。

曾有一名初中生找我看病，他说近两年中他每一天的大部分时间是抑郁的，但课间十分钟是他最快乐的时光。在这段时间里他会拼命回忆和想象各种开心的事，也会一个人到学校小花园里跑跳、歌唱，有时还会自言自语。可是，一旦上课铃响起，他的情绪就会一下跌入低谷，因此他的情绪在一天之内有好几次起伏。但是，轻躁狂的诊断标准需要至少持续四天，他达不到这个标准，所以不能诊断为双相障碍，然而他的情绪实际上就是在这两个极端反复摇摆，可以说他确实是一个双相障碍患者。

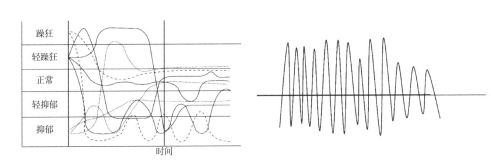

躁狂
轻躁狂
正常
轻抑郁
抑郁

时间

不是不躁，而是标准不够

躁郁症是"天才病"吗？

我们列举了很多情况向患者说明他患上了双相障碍，但很多家属和患者都无法接受。因为一提到"躁郁症"，就会令人联想到躁狂，而躁狂往往被误解为精神病——歇斯底里、丧心病狂、失去理智。人们往往认为这是一件很羞耻的事。

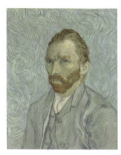
梵高

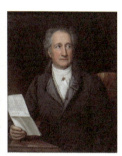
普希金

歌德

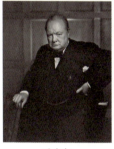
丘吉尔

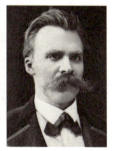
尼采

实际上，双相障碍是一种常见的病，历史上很多名人都曾罹患双相障碍。因此，得了双相障碍并不孤独，与梵高、普希金、歌德、丘吉尔、尼采这些人为伍并不羞耻。"自古躁郁多才俊"，讲的就是聪明人容易患双相这一现象。

研究发现，成绩优良的学生在17～31岁患双相障碍的风险是成绩平平学生的4倍，虽然成绩太差可能也会让患病风险稍有增加，但是没有成绩好的学生增加那么明显。

另一项丹麦的研究以军人为对象，发现在入伍的数学测验中得8~9分的军人（这项测验的最高分为9分，最低分为1分）在10年内患双相障碍的风险是成绩平平军人的12倍。

因此，"自古躁郁多才俊"是有医学证据的，得了双相障碍并不是一件羞耻的事情。

躁郁症：透支精力、致郁、致命

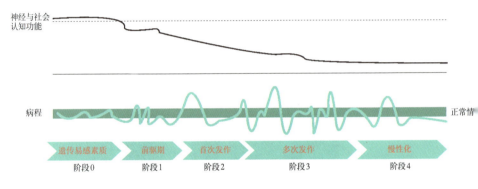

虽说躁郁症是一种"天才病"，但它也会让天才变得平庸甚至致命。如果不经治疗，病情反反复复发作，患者的社会功能就会像上图展示的那样，慢慢走向下坡路。

芬兰的一项全国性的研究以25岁之前发病的双相障碍患者为对象，调查他们在25~60岁的失业率、失学率、收入情况。

调查发现（第137页上图红线即代表双相障碍患者的情况），患上双相障碍之后，如果不治疗，患者首先会难以完成初中以上的学业；其次他们的就业率很低，只有不到20%的患者能保有一份工作，而且收入也明显下降。

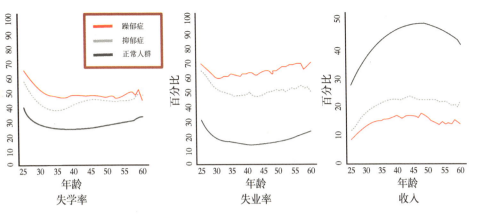

更要命的是，如果不对双相障碍患者采取治疗措施，其后果可能是致命的。双相障碍人群自杀死亡的风险是一般人群的10～30倍。每年大概每10万人中就有200～400人死于双相障碍引发的自杀，所以我们要重视双相障碍的治疗。

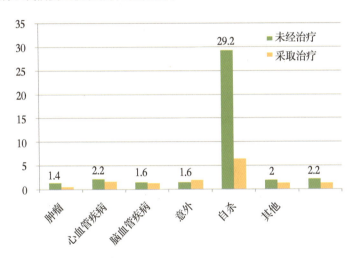

双相障碍患者会感觉情绪低落，丧失生活兴趣，身心疲惫。很多时候周围的人们可能会进行"道德绑架"，甚至会说："想开点，你老想着死，你想过家人没有，想过父母没有？"

实际上，抑郁的发作是因为患者大脑的相关区域出现了功能性、生理性的问题，导致他无法开心起来，丧失了让自己开心的能力。

然而，双相障碍经过一段时间之后会慢慢好起来，所以家属认为这种病即使不治疗也会慢慢变好，熬一熬就过去了。双相障碍从发病到接受治疗往往要经历很长时间，原因就在于此。

"躁狂"就像超速驾驶，一些患者一下子冲上了快车道，一些患者则是不知不觉地慢慢加速。一旦上了快车道，患者会感觉很兴奋，精力旺盛、才思敏捷、充满自信和激情，有的人可以连续几天只睡一两个小时却不觉得累。他们此时做事非常有冲劲，会定下宏大的目标，甚至开始一段轰轰烈烈的恋爱。

然而，这种躁狂不具有可持续性，它会提前透支患者的精力、财富、感情甚至未来和生命。在躁狂情况下，患者会冒险，会做出很刺激的行为，比如登山、参与极限运动——而这个过程很可能让他们失去生命。

躁狂看似很美好，尤其在现在这个渴望成功的年代，大家都希望自己一直保持充满激情的轻躁狂的状态，但这其实并不科学，在这种躁狂之后往往紧接着抑郁发作。

双相障碍中的抑郁发作和一般的抑郁症不太一样，它很难从抗抑郁药治疗中获益，抗抑郁药治疗对它甚至有害。

有一些患者吃了抗抑郁药后很快见效，但那其实不是真的有效。有一些患者吃了抗抑郁药后觉得情感不是真实的，觉得笑不是发自内心的。有一些患者足量足疗程地吃了三四种不同的抗抑郁药，都没有从中取得任何效果。

有一些患者，他们吃了抗抑郁药之后需要不断增加剂量才能感到一丁点儿开心；有的患者吃了药后，变得更加烦躁、易怒，自杀的想法甚至更强烈；还有一些患者吃了抗抑郁药后，情绪就像加速版过山车，一天当中要反复几个来回。

两者治疗方法不同，这就是要区分抑郁症和躁狂抑郁的原因。抗抑郁药治疗无效，往往令患者对治疗失去信心，其实问题并非药物无效，而是诊断错误导致的治疗方向错误。

用药物、工作与爱守护心理健康

那么，在日常生活当中如何治疗双相障碍呢？

对于首次发病的患者，如果他的病情较重，通常建议住院治疗大概两周，然后再坚持门诊随访。

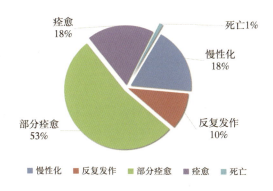

五年的追踪研究发现：18%的患者可以完全痊愈；超过一半的患者部分痊愈，症状基本得到控制，但仍有残留症状；还有大概28%的患者处于反复发作状态或者慢性状态。

因此，虽然双相障碍具有反复发作和慢性化的趋势，但它是可以治愈的，只要我们重视并及时治疗。

尽管该病容易反复发作，但患者仍可以结婚生子。我曾有一名十几年的患者，她从大学开始发病，到最后工作，一直跟随我治疗。其间她也断过几次药，病情反复过几次，但最终她还是走进了婚姻的殿堂。

在她结婚的那天，她给我发了一条微信："甘教授，我结婚了，谢谢你多年的支持和帮助。"我回复她："一定要坚持吃药，尤其在

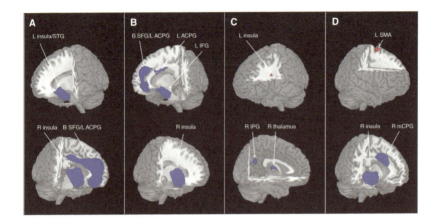

新婚阶段。药物不仅是对自己的保护，也是对婚姻最好的护航。"

双相障碍最主要的治疗手段是药物治疗，因为双相障碍其实是一种生理性的疾病。

从上图功能核磁共振的结果可以看出，大脑的蓝色区域出现了功能下降和体积缩小。这些区域负责我们的情绪、认知、注意力、执行功能，红色区域则与功能调节、执行、操作有关。

这些图像表明，双相障碍是由大脑病理生理改变导致的，而药物有逆转病理改变的功能。药物不仅会使神经细胞修复，而且能使神经的各个区域的体积增大——尤其是额叶皮质海马这些区域——起到修复神经的作用。

正因如此，我常常告诉很多患者，这些药就是补脑药，只要坚持治疗就可以防止病情反反复复发作，所以一定要坚持治疗。至于治疗的持续时间，这因人而异。

每一次双相发作就像一次骨折，第一次的治疗很关键，只有充分持续的治疗才能让神经细胞修复完整，防止以后复发。此外，和骨折一样，有些患者可能只需要短暂包扎、调整、静养就可以了；有的患者可能要拄着拐杖、打几个月石膏才能恢复；而有的人需要终身打着钢钉才能正常生活。这也是因人而异的。

因此，患者一定要在医生的指导下去决定疗程，让治疗持续处于一种稳定状态。

努力工作，好好爱人

几年前，有一名耶鲁大学的教授也被躁郁症困扰。刚开始时，她接受的治疗很不规范，常常断药，结果导致病情反复发作。最后几十年，她才终于恢复了药物治疗。后来有一名记者问她："你虽然在断药后又疾病复发，但是不是应该再努力一次？"她说："人生苦短，而现在却要我再浪费一年时间去经历复健的过程，这代价太大了。每个人的人生都不过如此，'to work and to love'（去工作、去爱人）。"

弗洛伊德曾经讲过一句话："保持身心健康，不外乎两个途径，一个是努力工作，另一个是好好爱人。"

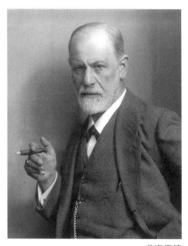

弗洛伊德

保持工作不仅能让你获得经济上的自由，而且会让你获得心理上的成就感、满足感；好好爱人会减少你生活中的人际冲突和人际压力，让你享受爱的感觉，令你建立很好的家庭和社会氛围，从而保持身心健康的状态。

双相障碍患者往往个性要强、渴望成功、追求完美上进，他们都希望自己有一个轰轰烈烈的人生。但是正如杨绛所说："我们曾如此渴望命运的波澜，到最后才发现：人生最曼妙的风景，竟是内心的淡定与从容。"

在此，我把这句话送给双相障碍患者，不要去追求躁狂和轻躁狂的那种激情状态，因为那种状态是不可持续的，平平淡淡才是我们应有的人生。

思考一下：

1. 和抑郁症相比，双相障碍（躁狂抑郁症）有哪些异同？就治疗方法而言，又有什么需要注意的地方？

2. 你如何理解"努力工作，好好爱人"这一保持身心健康的办法？

3. 在读过这篇文章后，你对目前自己的心理状态有什么新的思考？

扫一扫，看演讲视频

为什么快乐会"断电"
抑郁症的科学真相

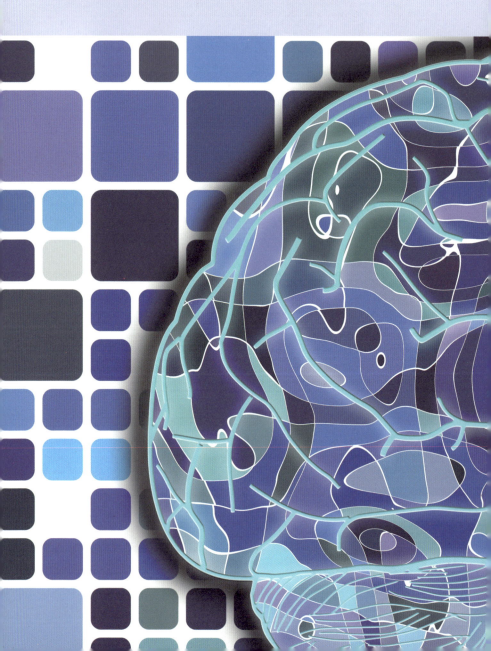

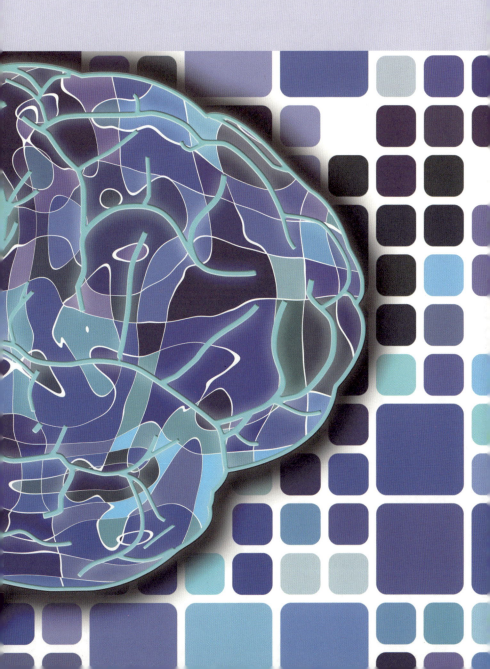
包爱民
浙江大学医学院神经生物学教授

世界上有大约15%的人过着非常不快乐的生活，他们或悲观，或沮丧，或绝望，他们是抑郁症患者。

抑郁症早已不是一种罕见病。两位曾活跃在屏幕上的演员——来自中国香港的张国荣先生和来自美国的罗宾·威廉姆斯先生，他们都才华横溢，塑造了令我们难以忘怀的银幕形象。

张国荣先生在电影《霸王别姬》中饰演的程蝶衣，以及罗宾·威廉姆斯先生在《死亡诗社》中饰演的那位激励学生去发挥天赋、创造力、独立性的老师，都让人印象深刻。

在电影《无语问苍天》中，罗宾·威廉姆斯扮演的角色是我们的同行——一位神经内科医生。这位医生平凡且默默无闻，但有着非常坚定的信念——坚决不向疑难脑部疾病低头。在影片中，他观察到了一种非常奇怪的、令医学界束手无策的脑部疾病，当时多巴胺这一新化合物的疗效刚被认识到，他顶着来自权威的压力，在和患者家属保持良好沟通的前提下，大胆地使用这一化合物，尝试治疗这种脑部疾病。这样的英雄形象深深激励过我们科学工作者。

然而，在现实生活中，张国荣和罗宾·威廉姆斯都罹患抑郁症或者其他脑部疾病和抑郁症的共病，最终选择自杀。

那么，抑郁症到底是一种怎样的疾病呢？由于我们的科学还无法清楚地揭示其真实的脑内病理特征，并且无法确定这种特征可以

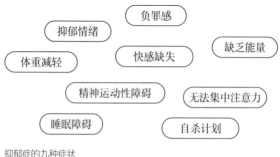

抑郁症的九种症状

准确地表现在外周（例如外周血液里），因此目前医生们只能根据患者的临床症状来诊断这种疾病。

抑郁症的表现主要有上页图中九种症状的若干或者全部。美食、爱情、人际关系、亲子关系、工作、创作……这些平时能给我们带来愉悦感的事物，在抑郁症患者眼中却失去了吸引力，他们对这些提不起兴趣。

同时，抑郁症患者的活动能力会下降。有的人整天躺在沙发上，有的人躺在床上，没有任何活动力，缺乏能量。他们在工作中无法集中注意力，工作效率严重下降；他们会失眠；他们也会感觉到这样的生活没什么意义，不如结束生命。因此，很多抑郁症患者选择自杀。

如果患者有上述九个症状中的五个及以上，并且持续两周时间，就会被医生诊断为抑郁症。可以注意到的是，同为抑郁症患者，大家身上存在不同的症状，可能是以上五种不同症状的组合。

此外，抑郁症还有不同的类型。比如躁狂抑郁症，也叫双相情感障碍、双相障碍。患者有时感觉扬扬得意，自我感觉非常好，有"众人皆醉我独醒，举世皆浊我独清"等感觉；还会表现得非常忙碌，创造力或者精力旺盛，甚至可以不用睡觉。有些患者忙忙碌碌，其

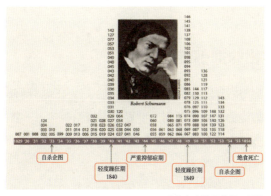

患抑郁症的罗伯特·舒曼

实一事无成。

对具有真实才华或者创造力的双相患者来说，躁狂发作期间他们的创作会变得高产。以德国著名作曲家罗伯特·舒曼这位双相障碍患者为例，第147页图横轴显示了他去世前近30年间的年度作品数和作品号（黑色数字代表作品号），从中我们可以看出其创作作品的数量和情绪之间的关系。

例如，1833年，他处于极度抑郁的状态，甚至试图自杀，这一年他只创作了两部作品。到1840年，他进入轻度躁狂期，作品数量激增。接下来，他的情绪又走向抑郁；到1844年，他又进入严重抑郁期，在这一年他没有创作任何作品。接着，他的情绪又循环步入一个躁狂的状态，可以看到1849年他又有大量作品产出。

舒曼的躁狂抑郁症十分严重，这样"躁狂—抑郁—躁狂—抑郁"反复交替发生的频率也逐渐加快，循环周期缩短。到1854年，他跳入莱茵河，试图自杀，被旁人救了上来，但是接下来的治疗并没有明显的效果。1856年他绝食，并在医院去世。

抑郁症对患者、家庭和社会都造成了巨大痛苦。除了躁狂抑郁症，还有产后抑郁症、围绝经期抑郁症、冬季抑郁症等其他类型的抑郁症。

被污名化的抑郁症

抑郁症的终身发病率现在已经达到10%～15%，而且在所有疾病中，抑郁症的自杀率最高。世界卫生组织曾预测，到2020年抑郁症可能会成为仅次于心血管疾病的"人类第二大杀手"，成为社会的疾病负担。

曾经有统计学数据显示，我国有8000万抑郁症患者，超过我国人口的 5%，而这个数字大约只是抑郁症全球发病率（15% ~ 16%）的三分之一。这是因为我国政府和医疗机构对抑郁症患者辨别得更清楚，因而治疗得更好吗？答案是否定的。

抑郁症属于一种脑部疾病（或称为精神障碍），但在我国，这种疾病曾被严重地污名化，例如人们时常用"神经病"或"精神病"来羞辱他人。

实际上，这类脑部疾病不应该被污名化，也不应该属于禁忌话题。大脑这个器官，和胃、肝脏、肾脏一样，都会生病，我们应该像对待其他器官的病症那样及早关注、及早治疗脑部疾病。如果无法对其去污名化，这些病人就无法及时就医并获得应有的诊治。

我们首先要知道，抑郁症具有一定的遗传性。如果一个人有存在血缘关系的亲人罹患抑郁症，虽然这个人不一定也会患上抑郁症，但是他患上抑郁症的风险会增加。

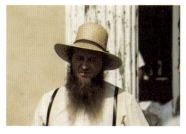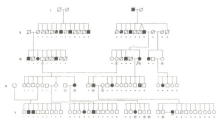

美国阿米什人的家谱分析

阿米什人是一个大多分布在美国的民族。对阿米什人群进行精神疾病家谱分析发现，包括情绪障碍在内的精神疾病（上右图黑色标记）具有在家族中分布和遗传的特征。

其次，童年或者是幼儿期所遭受的负面、创伤等经历会增加个体罹患抑郁症的风险。比如儿童期被忽略、被虐待（性虐待或者打骂），以及在战争、地震中受创等。

"儿童期被忽略"这一抑郁症风险因子值得在此强调，因为这一因素近些年在我们国家产生的影响比较严重，已成为一种社会问题。来自农村的进城务工人员把自己的未成年子女丢在家乡，如果孩子没有得到爷爷奶奶或其他亲戚的温暖关爱和及时教育，他们的大脑无法得到足够的刺激与发展，他们在进入成年期后抑郁症等脑部疾病的发病率就会增加。

　　我们的政府已经非常重视这个问题，并采取了积极的政策措施，包括推出进城务工人员子女进城、跟随父母上学等明智的举措。

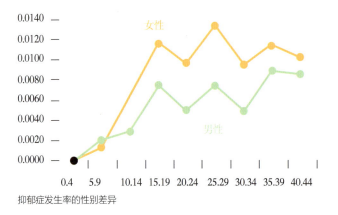

抑郁症发生率的性别差异

　　此外，抑郁症的发病和年龄、性别也有关系。上图显示，在儿童期，抑郁症发病率没有明确的性别差异；但进入育龄期（女性从月经期开始到绝经期前的这段时间，其间具有生殖能力）后，和同年龄阶段的男性相比，女性的抑郁症的发病率是男性的2倍。到了绝经期之后，这种性别差异逐渐消失；甚至还有研究发现，老年期男性的抑郁症发病率还高于女性。抑郁症发生的性别差异的原因是什么呢？包括我们的研究组在内，科学家发现其中原因之一是育龄期女性外周血中的性激素波动。女性在每月月经周期、产前产后、围绝经期，都有明显的性激素波动。这些性激素波动会影响到大脑的功能调节。

实际上，当我们有时在生活中遇到压力、打击时，我们的身体对此会做好一些准备，这是人类在长期进化的过程中建立的应激反应调节系统。包括高级情感调节系统在内，我们大脑中的情感调节系统在面对压力时也对情绪起到调节作用，尝试维持稳定的情绪，使其在合理范围内波动。

如何更好地治疗抑郁症？

面对抑郁症，有没有什么好的治疗方法呢？目前，除了服用抗抑郁症药物，还有认知疗法——心理治疗师为你进行专业的心理（思想）辅导。心理治疗师对患者所说的话（语言），对患者的大脑活动（脑中神经元的活性）可以具有显著影响；我们的所思所想都是大脑的活动，因此不难理解心理认知疗法的原理。

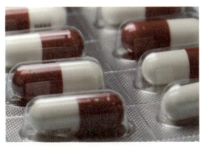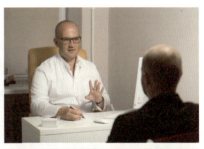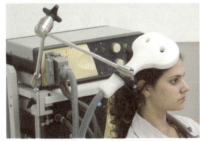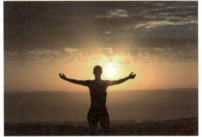

上左：抗抑郁药物　上右：认知疗法　下左：经颅磁刺激　下右：光线疗法

随着科学的发展，目前已经出现了一种经颅磁刺激的疗法，其原理是用外加磁场改变大脑中的神经网络活性。此外，还有一种光线疗法，采用特殊的治疗灯或日光照射患者的眼睛。眼睛后面有一个负责调节我们生物学节律的神经核团，也叫生物钟，它会因抑郁症而功能紊乱，也是抑郁症患者睡眠节律紊乱（失眠）以及其他生物学节律紊乱的重要原因之一。因此，这种疗法的原理就是通过光照来重置生物钟。

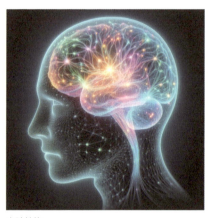
大脑结构

不过要注意的是，这些治疗方法往往仅对部分患者有效。这是因为不同患者的表现症状不同，其脑内导致这些不同的症状发生的原因也不同。

我们大脑里有大约一千亿个神经元，这些神经元被在我们脑中缠绕了大约十万千米的神经纤维连接起来。大脑是一个非常复杂的网络结构。

举个例子，我国的高铁网络已经非常复杂且精密，而人脑中的神经网络比它复杂不止上亿倍。我们可以将人脑中的一些神经节点比作铁路站点，火车进出就相当于传递信息，这些站点扮演着很重要的功能。县城站点较小，而上海站、北京站、杭州站等则是重要的枢纽站点。假设上海站出了问题，那么所有跟它相关的区域都可能会发生问题，而我们如果用修理北京站的方法去应对，也并不能处理上海站的问题。在临床上，某一类药物显得对特定的抑郁症患者无效，是因为具体的靶点有差异。

真实的情况远比这一简单的比喻复杂，那么科学家该怎么去研究而最终阐明有哪些站点或者线路问题在抑郁症的不同个体之间扮演了重要角色呢?

在针对从啮齿类动物到灵长类动物的抑郁症动物模型的研究和观察中,科学家可以洞察脑内相关细胞功能和分子之间作用的机制,据此可以推测出疾病的位置。

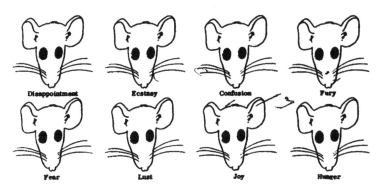

抑郁症动物模型的缺陷

但是需注意,在研究人类的情感时,使用这些动物模型存在一定的缺陷。比如,作为啮齿类动物的鼠,它们无论害怕、快乐还是极度快乐都是一种表情,或者说它们没有表情。

而且,人脑中抑郁症发生的整个过程涉及多种因素,包括基因、基因与年龄和性别之间的互相作用、幼年期的负面经历,等等。我们需要把这些因素组合起来看待,因此很难在动物的大脑上反映出整个病程。

那么有没有可能直接在人脑上研究呢?如今,医学家、神经科学家、工程学家和物理学家已经发明出越来越精密的脑影像技术,我们已经可以非常清楚地看到抑郁症患者哪些脑区的功能发生了变化。

例如,通过功能核磁共振技术,我们可以看到额叶(前额叶)、杏仁核、缰核、下丘脑等部位的功能发生了变化,但是现有影像技术无法解释多分子层面的改变,或者说无法看到具体的脑内化合物改变。那么我们该怎么办呢?

大家是否听到过"人脑库"这个概念?人脑库也叫人脑组织库(Brain bank),这个名字听起来像是"脑银行",但它的目的不是存储或者展示大脑,而是收集已故的患者或者健康对照者无偿捐献的大脑,按照严格的科学程序处理好这些大脑样本,发送给科学家进行研究。

获得大脑捐献知情同意的个体,在去世之后、火化之前,把大脑取出并捐献给脑库,脑库就可以建立起系统的诊断,并及时将所储存的大脑样本发送给科学家进行研究。这些大脑中有来自抑郁症患者、癌症患者、心脏病患者的大脑,也有来自没有任何疾病的个体的大脑。科学家们可以将这些大脑与抑郁症患者的大脑进行对比。

脑库的具体工作主要分为三个部分:招募志愿捐赠者,做好登记工作;收集并储存好脑组织;向研究人员发送脑组织标本。

建立人脑库的首要步骤是科普宣传。我们需要把对人脑样本进行研究的需求告知民众,让民众理解这一需求的重要性,保持好沟通交流并做好登记。尤其要注意的是,我们不可以在个体去世后讨论这件事,那时家属将处于极度悲伤之中,可能会拒绝任何建议,所以这种捐献的决定,必须在捐献者生前经过冷静思考后做出。

其次,脑库的工作人员会做好大脑的分切保存工作,因为发送大脑样本进行研究并非发送整个大脑。科学家们会根据自己的研究目标,申请获取需要研究的脑区,比如海马体、前额叶等。此外,脑库对每一例捐献的大脑都要完成一个最后诊断——神经病理诊断,这对于科学研究尤为重要:神经病理学专家对个体去世后的大脑进行观察以及切片染色检查,从而做出最后诊断,往往可以纠正生前的误诊。例如,生前被诊断为抑郁症的患者,实际可能患有阿尔茨海默病(AD)。

最后也最重要的是,脑库要以非常动力化、积极的方式向科研人员发送研究标本。科研人员所获得的研究结果可能会揭示抑郁症发生的原因，为抑郁症找到合理的治疗方案，甚至最终征服（控制）抑郁症。

目前，在建设脑库方面，我们已经落后西方发达国家三十年左右。这一差距和民众的受教育程度、对科学的认知以及传统习俗有关。一方面，我国在人口数量上占据优势，另一方面我国也是脑部疾病高发的国家，因此建设脑库迫在眉睫。

近年来，随着我国科学普及和教育水平的提高，以及国家对于遗体器官捐献政策的宣传和支持，人们正在改变观念。我们相信，通过教育、倡导和国际科学合作，中国脑库建设尽管起步较晚，但是未来的规模和标本质量一定会达到世界领先水平。

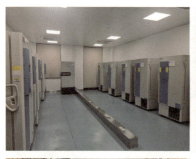 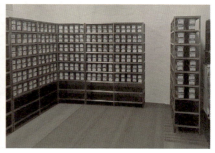

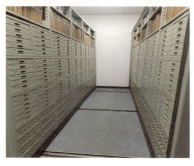

上左：超低温冻存人脑组织样本
上右：福尔马林固定保存人脑组织样本
下：蜡块玻片病史资料保存

从上图可以看出，我们的脑库库存设施非常完备，既有超低温保存法，也有石蜡块保存法。

在我看来，捐献大脑、造福后代是一个让我们大脑重生的过程。

对于已经去世的人，捐献大脑的意义在哪里？若大脑能够被科学家研究，我们也就为子孙后代的健康和幸福带来了曙光。因此可以说，捐献大脑就是给未来一个希望！

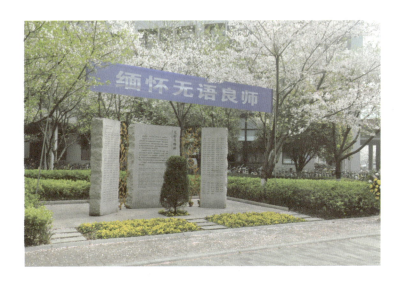

思考一下：

1. 在抑郁症的众多分类中，躁狂抑郁症最主要的症状是什么？

2. 我们为什么要对抑郁症等精神疾病去污名化？

3. 建设脑库可以对抑郁症的研究和治疗产生什么影响？你又是如何理解捐献行为的意义的呢？

扫一扫，看演讲视频

噬菌体，超级细菌的克星

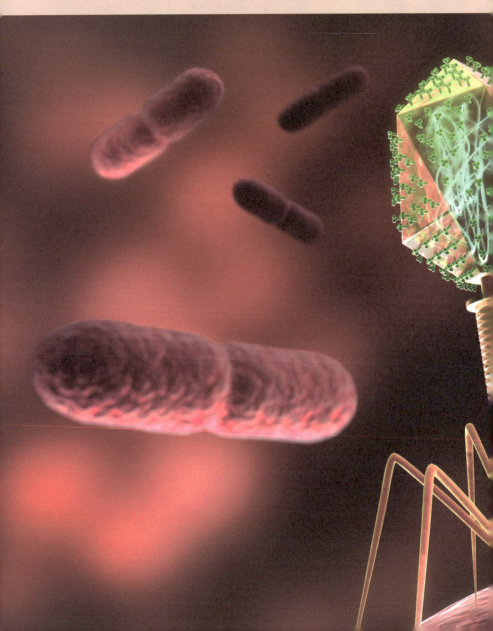

马迎飞
中国科学院深圳先进技术研究院研究员

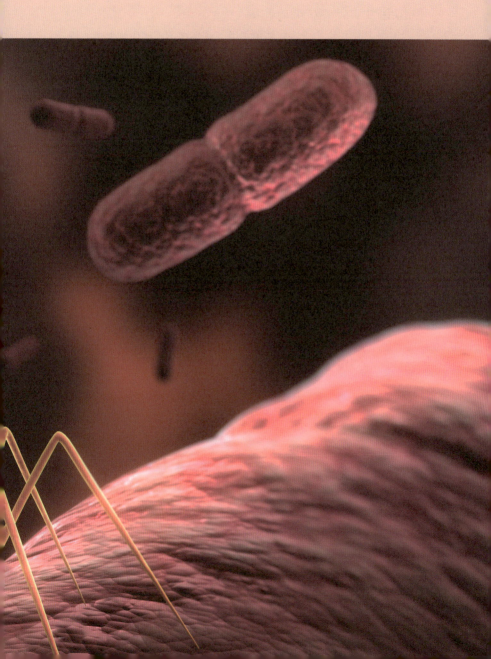

我们身体的每个部位都有大量的微生物定植。这些微生物绝大多数都是与人类共生的有益菌，有助于维护人体健康、帮助降解和消化食物等；也有小部分微生物可以导致人体患病，这类细菌被称为"致病菌"。目前，对付致病菌比较有效的办法是使用抗生素，但滥用抗生素会导致严重的后果。

什么是滥用抗生素呢？简单来说，就是在不该使用抗生素的情况下使用了抗生素，或者使用了过量的抗生素，从而给身体带来不必要的负担。例如，有些人在感冒时会服用抗生素药物来缓解病情；实际上，对于病毒性感冒，抗生素的功效远不如热水。

滥用抗生素还体现在农业养殖方面。农业养殖常用抗生素维护动物的健康，从而提高动物的养殖成活率和产量。但是，抵抗抗生素的细菌也会因此在环境中聚集并传播到人类社会，导致人类感染耐药菌。一些细菌可以抵抗所有临床常用抗生素，我们称之为超级细菌。超级细菌并不是危言耸听，它在临床上经常出现。人类感染超级细菌后，现有的抗生素药物往往难以有效抑制这些细菌。这怎么办呢？

旷日持久的"战争"

通常，人类在遇到困难时，总会向自然界寻求帮助——这就是师法自然。

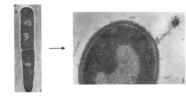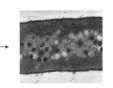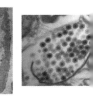

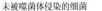

未被噬菌体侵染的细菌　　细菌被噬菌体吸附　　　　噬菌体子代在细菌体内组装　　　噬菌体子代裂解细胞

对页下方一系列图片展示了一个神奇的过程：一个外形类似外星生物的微小生物将自己的DNA注入细菌体内。然后这些DNA疯狂地在细菌体内复制，最终导致细菌裂解、死亡。这个过程在地球上的各个角落每时每刻反复上演，持续了几亿年。而这种长相奇特、能够杀死细菌的微小生物，叫作噬菌体。

噬菌体就是专一感染并杀死细菌的病毒。和其他病毒一样，它的结构非常简单：一个蛋白质构成的外壳，以及被外壳包裹着一段核酸。

包裹在衣壳内的核酸　　　蛋白质衣壳

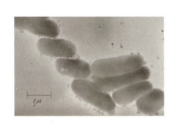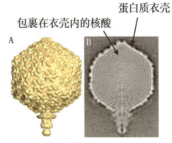

正在攻击细菌的噬菌体（左）、噬菌体结构（右）

噬菌体是如何被发现的呢？ 20世纪初期，印度恒河流域的卫生状况非常糟糕，那里经常发生霍乱，一种由霍乱弧菌引发的传染病。疫情反反复复，但通常暴发后很快就消失了。

当时，英国科学家欧内斯特·汉伯里（Ernest Hanbury）对这个现象非常感兴趣，于是专门到印度进行考察。他发现恒河里有一种比细菌小得多的物质可以有效杀死霍乱弧菌，这可能就是恒河两岸霍乱疫情能够很快且自发消失的重要原因之一。

1915年，法国巴斯特研究所的科学家弗雷德里克·图尔特（Frederick Twort）首次在布满细菌的平板培养皿上发现了一种能够杀死细菌并形成透亮圆环的现象。他认为培养皿上的某种物质可以有效地杀死细菌，因此称之为"噬菌体"。这是噬菌体第一

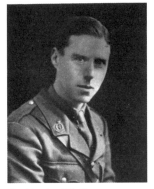

弗雷德里克·图尔特

次被命名。

　　直到电子显微镜发明后，我们才真正看到了噬菌体的样子。噬菌体呈现丰富的多样性，同时它也是地球上数量最多的生物，在整个地球生物圈有 $10^{31} \sim 10^{32}$ 个，其数量比我们可以观测到的宇宙中的星星还要多。

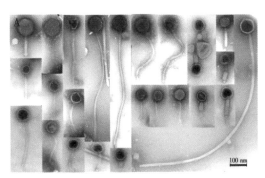
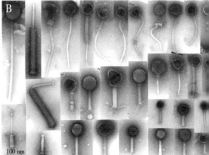

不同噬菌体的电镜照片

细菌的"十八般兵器" vs 噬菌体的"七十二变"

　　为什么噬菌体可以高效地杀死细菌？为什么它们之间的战争持续了上亿年？既然噬菌体能够杀死细菌，为什么如今地球上依然存在细菌呢？其实，在地球的每个角落，每时每刻都有无数细菌被噬菌体感染并杀死，但细菌的数量并没有因此发生很大的改变，它们仍然在自然界发挥重要的作用。

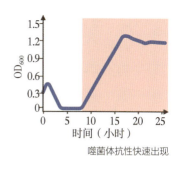

右图展示了噬菌体作用下细菌的生长曲线。蓝色线条表示噬菌体和细菌共同培养时细菌的数量变化。我们发现，细菌生长一段时间后，它的数量很快下降，这表示噬菌体把大量的细菌杀死了。奇怪的是，过了一段时间后，细菌的数量很快增加。

噬菌体抗性快速出现

这是因为剩余的细菌对噬菌体产生了抗性，即使培养液中有噬菌体，它也无法杀死细菌了。

这是怎么回事呢？因为细菌有对抗噬菌体的"十八般兵器"。它的对抗贯穿了整个噬菌体侵染细菌的过程。例如，在噬菌体侵染初期，噬菌体需要吸附在细菌表面，细菌可以阻止其吸附；即使噬菌体能够吸附细菌，细菌也可以阻断噬菌体将DNA注射到其内部；如果噬菌体已经把DNA注射到细菌体内，细菌有一套可以识别外源DNA的系统，能把噬菌体的DNA切碎，使噬菌体的基因不能表达；

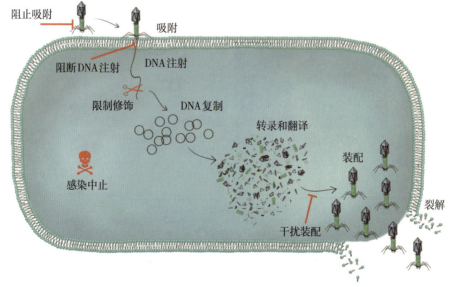

细菌对抗噬菌体的"十八般兵器"

即使噬菌体表达了基因，合成了很多功能蛋白，这时，细菌也可以阻止其完整正确地包装，使其不能形成完整的噬菌体。总之，细菌具有非常有效的对抗噬菌体侵染的手段。

虽然细菌有"十八般兵器"，但噬菌体就像孙悟空一样有"七十二变"。DNA在传代的过程中或多或少会发生突变，而噬菌体DNA的突变率极高，远高于原核生物[1]和真核生物[2]。基因组的高突变率使得噬菌体可以千变万化，从而攻破细菌的抵抗。

虽然我们通常并不把噬菌体视为生命体[3]，但噬菌体是研究生物系统最重要的模式生物之一。在对噬菌体侵染细菌的研究中，科学家们做出了生物学史上很多极其重要的发现，其中至少6项噬菌体相关的研究获得了诺贝尔奖，包括CRISPR/Cas9系统（2020年诺贝尔化学奖）。这套系统现已被广泛应用在生命科学的各个研究领域，如生物医学、农业等，它可以有效提高我们进行基因组编辑的效率。

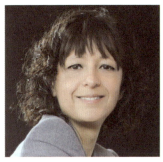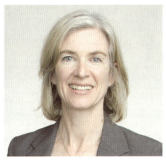

埃玛纽埃尔·沙尔庞捷（Emmanuelle Charpentier）和珍妮弗·杜德纳（Jennifer A. Doudna）因在体外重现了CRISPR/Cas9系统的作用，而获得2020年诺贝尔化学奖

---

1 由原核细胞构成的生物。细胞中DNA区域无膜包围，故称拟核。包括古核生物和细菌。染色体分散在细胞质中，不具有完全的细胞器官，如细菌、蓝藻、支原体和衣原体等。
2 由真核细胞构成的生物。具有细胞核、核膜和其他细胞器。所有的真核生物都是由一个类似于细胞核的细胞（胚、孢子等发育出来，既可以是单细胞生物和原生生物细胞，又可以是多细胞生物的细胞，包括除病毒和原核生物之外的所有生物。
3 这主要有以下几点原因：噬菌体缺乏自主代谢能力；没有细胞结构，不具备细胞的完整功能；必须寄生于细菌等宿主细胞内；在没有宿主细胞的情况下，可以处于一种稳定状态，此时它更接近于一种化学物质，而非生命体。

"噬菌体疗法"的成败兴衰

噬菌体虽小，但并不简单。在噬菌体发现初期，它就已经被用于治疗细菌感染。在第一次世界大战中，欧洲战场的环境卫生非常糟糕，导致痢疾在士兵之间流行。痢疾是由痢疾杆菌侵染人的消化系统引起的严重腹泻，可以导致人的死亡。

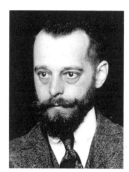

奇怪的是，有些士兵在感染痢疾后很快就去世了，还有些士兵在感染一段时间后恢复了健康。加拿大科学家费利克斯·迪海莱（Felix d'Herelle）从恢复健康的士兵的肠道内分离出了可以有效杀死痢疾杆菌的噬菌体。因此他思考，是否可以用噬菌体治疗由痢疾杆菌导致的感染。3年后，即1919年，噬菌体制剂首次用于治疗在战场上感染痢疾的士兵，获得了非常好的效果。

费利克斯·迪海莱

于是，噬菌体疗法进入了非常兴盛的时期。因为当时细菌感染是非常严重的一类疾病，致死率高。因此，能够杀死细菌的噬菌体便成了一种有效对付细菌感染的方法。

1934年，费利克斯·迪海莱应斯大林之邀入境苏联，来到格鲁吉亚的第比利斯，与他的老朋友乔治·叶利亚瓦（George Eliava）一同在第比利斯研究所（全称：乔治·艾莱瓦噬菌体、微生物和病毒学研究所）开展噬菌体治疗的临床研究。至今，第比利斯研究所仍然是国际上权威的噬菌体临床治疗中心之一，费利克斯·迪海莱也成为噬菌体疗法产业化的先驱。

我国也有噬菌体治疗的案例。1958年，上海钢铁工人邱财康因事故而全身大面积烧伤，这严重破坏了他的皮肤（人体最大的免疫器官），各种细菌在其身上定植。其中铜绿假单胞菌，也就是绿脓杆菌的感染，治疗难度极大。

由于全身大面积感染了绿脓杆菌，邱财康生命垂危。医院集中了国内著名的内外科专家，还请来细菌专家余㵑教授会诊。余㵑教授是我国非常有名的微生物学家，他带领团队从病人的体内分离绿脓杆菌，并从环境里寻找绿脓杆菌的噬菌体，最后成功分离出能杀死绿脓杆菌的噬菌体，邱财康被成功治愈。这个故事后来被翻拍成电影《春满人间》。

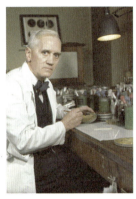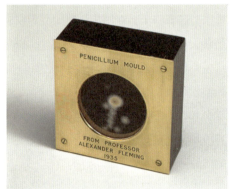

亚历山大·弗莱明和他培育的青霉素样本

1928年，亚历山大·弗莱明发现了青霉素，这是人类历史上的一个里程碑。青霉素是一种由真菌分泌的化合物，能够抑制并杀死各种不同的细菌，对细菌感染的治疗有很好的效果，并且非常容易实现大规模工业化生产。自此，噬菌体疗法渐入衰退。

微生物可以产生抗生素，细菌必然也有能够对抗抗生素的机制。时间来到21世纪，一方面，抗生素的大规模使用使耐药机制在细菌之间广泛传播，催生出了大量耐药细菌；另一方面，我们对新抗生素的发现速率远远滞后于耐药细菌的产生频率，使得耐药细菌在临床上频繁出现。

世界卫生组织预测，如果对抗生素滥用的情况不加以控制，到2050年，全球每年将有1000万人死于感染超级耐药菌，中国每年会有100万人因此死亡。

近两年，因为耐药菌在临床上出现得越来越频繁，噬菌体疗法逐渐有了复兴的趋势。2016年，一对美国夫妇去埃及旅游，丈夫感染了一种超级耐药菌——鲍曼不动杆菌。经过多方治疗，尽管所有能够在临床使用的抗生素都用过了，但仍然无法遏制他体内感染的细菌。幸运的是，他的夫人是一位研究噬菌体的生物学家，她紧急申请使用噬菌

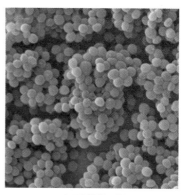

电子显微镜下的鲍曼不动杆菌

体疗法，获得政府主管部门的批准，成功挽救了其丈夫的生命。

还有一个案例，英国女孩伊莎贝尔·霍德威（Isabelle Holdaway）是一个肺纤维化病患者，因为双肺移植，她服用了大量的免疫抑制剂，导致肺部感染了脓肿分枝杆菌，细菌甚至在她的全身分布并定植，让她身体每况愈下。

微生物学家决定对她采用噬菌体疗法，找到了脓肿分枝杆菌噬菌体。不过，从环境中分离得到的噬菌体抑制脓肿分枝杆菌的效果并不理想，因此科学家又对该噬菌体进行改造，增强了它杀菌的活性。经过6个月的治疗，伊莎贝尔体内的脓肿分枝杆菌感染得到控制。这是国际上首次将改造后的噬菌体用于细菌感染的治疗。

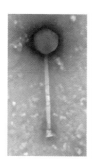 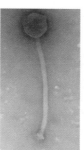 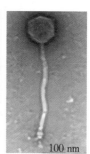

100 nm

脓肿分枝杆菌噬菌体

任重而道远

最后，我要回答一个问题，噬菌体对人体是安全的吗？一方面，噬菌体应用于临床治疗已经有100年历史了，到目前为止，有上千例噬菌体治疗的案例，我们仍未发现治疗过程中出现明显的副作用的情况。另一方面，人体肠道中也有大量的噬菌体存在。据估计，每天有上百亿个噬菌体通过肠道进入人体。到目前为止，我们并没有发现这一过程对人体健康造成伤害。

我们实验室也非常关注这个问题，因此通过设计动物实验评估噬菌体对动物机体的影响。我们通过静脉给予小鼠注射高剂量噬菌体制剂，发现小鼠的机体没有明显的变化，并且噬菌体在小鼠体内很快就被清除掉了——似乎机体对噬菌体有很好的应对措施。

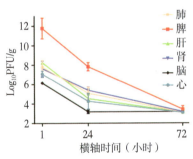

静脉注射后噬菌体在小鼠各个器官的分布

除了用噬菌体来治疗临床上超级耐药菌的感染之外，我们还可以在农业上利用噬菌体防治养殖场细菌感染的病害。

如今，一方面，我们离噬菌体疗法很近，每年都有一些应用噬菌体治疗临床超级耐药菌感染的案例被报道。另一方面，我们离噬菌体疗法又很远，因为噬菌体疗法目前还未获得大规模的临床应用。原因有二：其一，我们对噬菌体的认识还远远不够。噬菌体的种类繁多，我们还不能确定是否所有的噬菌体都不会对人体造成伤害。其二，我们还缺少对于噬菌体的基础研究和应用研究。只有对噬菌体有更全面的认识和了解，才有可能正确地应用噬菌体疗法。

我们需要更多噬菌体研究人员和医生参与进来，构建更广泛、针对临床耐药细菌的噬菌体资源库。只有这样，我们才能突破技术瓶颈，推动噬菌体疗法走向成熟，为人类健康保驾护航。

思考一下：

1. 简单介绍噬菌体侵染细菌的过程。
2. 简单介绍细菌对抗噬菌体的"十八般兵器"和噬菌体突破细菌的防御的"七十二变"。
3. 为什么说抗生素滥用产生了深远影响？
4. 目前噬菌体疗法面临的最大技术瓶颈是什么？如何解决呢？

扫一扫，看演讲视频

细菌和人，谁的智商更高

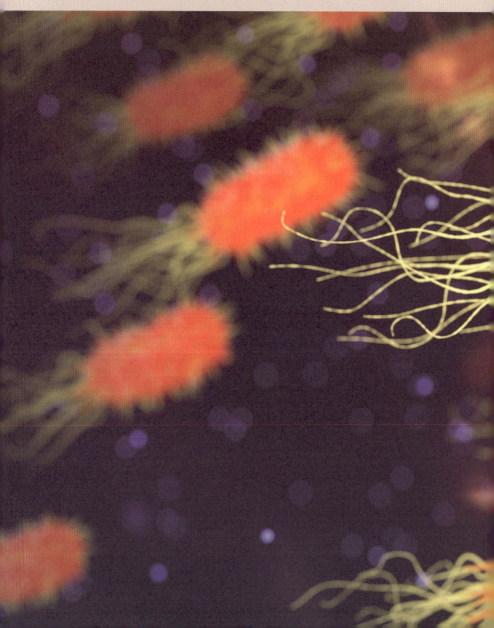

钱韦
中国科学院微生物研究所研究员

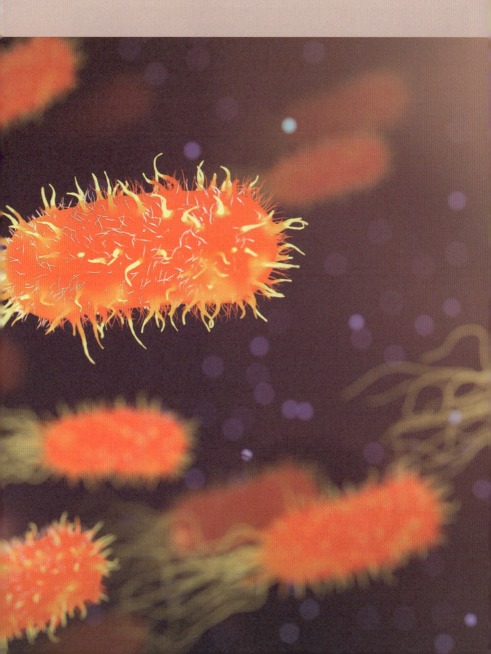

看到题目，你可能产生了一个疑问：人类是万物之灵，是真核生物乃至细胞生物的最高进化形式。作为一种原始的单细胞生物，细菌"何德何能"敢和人类比智商？

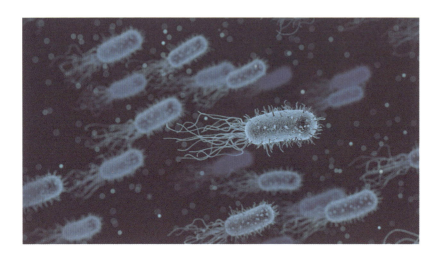

首先，这个想法不符合少数服从多数的原则。事实上，每个人的身上大约有 10^{13} 个细胞，而生存在人类体表和体内的微生物则有 10^{14} 个。换句话说，人体表面和体内的微生物总数是人口数量的 10 倍。如果微生物可以投票，其结果到底是会倾向于人类，还是微生物，未可预知。其次，这个想法违背了中华民族尊老爱幼的传统美德。我们都知道，地球有大约 46 亿年的历史，约 38 亿年前细菌就诞生了。而人类的历史只有 300 万年左右。

亨利一世曾将 1 英尺的长度定义为从他的鼻尖到指尖的距离，大概是 94 厘米。如果用亨利一世定义的 1 英尺代表生命全部历史的长度，那么人类的历史仅相当于指甲前端那微小距离，用指甲刀轻轻一锉，就烟消云散。因此，对于这样一类在地球上生活了 38 亿年的生物，我们要心怀敬畏。

　少年中国科技·未来科学➕·生命健康篇

智商 = 感知？

在判断智商水平的标准中，最重要的就是对外界环境的感知和对自己的认知。事实上，两者是一切生物生存的前提。对所有生物来说，了解自己的敌人和"朋友"，至关重要。例如，在非洲草原上，一只瞪羚看见了猎豹，它最直接的反应就是逃跑。如果这只瞪羚奋起反抗，向豹子发起攻击，结果可想而知——这只瞪羚的智商应该不太高。

回到我们身上，在人类和动植物应对病原体[1]的免疫过程当中，一旦其免疫系统正确识别出了病原体，就可以非常好地对抗病原体的感染。但在这个过程中，免疫反应太弱了或太强了都不是好事。

如果我们的免疫系统太弱了，就不能对抗微生物的感染，这就是免疫缺陷病，比如艾滋病；但是免疫系统太敏感也不好，每年的春季，很多人都会觉得痛苦难当。为什么？因为过敏。过敏是免疫系统在没有任何病原体或者外界刺激的情况下产生的猛烈反应。有趣的是，有些植物也会过敏，在没有病原体的情况下，叶片上产生了病斑。好消息是，这样的植物能抗病，坏消息是其

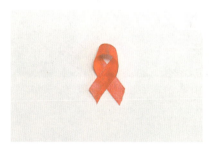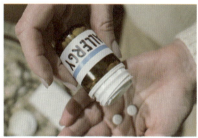

免疫缺陷和免疫过度

1　能引起人和动植物病害的微生物。包括致病性细菌、真菌、病毒和寄生虫等。

产量相对较低。

　　综上所述，认识"自我"和"非我"的感知过程，是感染与免疫的核心科学问题。对真核生物和多细胞生物来说，信号感知的研究成果是值得获诺贝尔奖的。其实，第一个免疫识别的受体并不是在动物身上发现的，而是在植物上找到的。1995年，美国加利福尼亚大学戴维斯分校的植物学家潘梅拉·罗奈尔德（Pamela Ronald）在水稻里发现了Xs21免疫受体。这种受体可以感知病原细菌，有这种抗体的水稻就可以抗病。

　　1年后，即1996年，法国科学家朱尔斯·霍夫曼（Jules Hoffman）和美国科学家布鲁斯·比尤特勒（Bruce Beutler）将果蝇和老鼠作为实验材料，发现了动物用来感知细菌内毒素的受体，两人因此获得了2011年的诺贝尔奖。很有意思的是，比尤特勒和罗奈尔德是表兄妹。

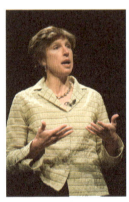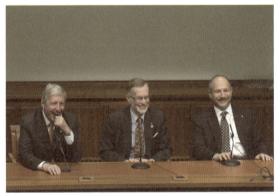

1995年，罗奈尔德发现真核生物免疫受体（左）；2011年，发现动物识别LPS受体（右，图中左侧为霍夫曼，右侧为比尤特勒）

　　近年来，诺贝尔生理学或医学奖大多被授予给发现真核生物感知现象的科学家：2019年，3位发现感知氧气和低氧机制的科学家被授予奖项；2021年，感知温度和触觉机制的发现者被授予奖项。

越"笨"的细菌越不好惹

作为真核生物，人类用什么感知信号刺激呢？用细胞上的受体。很多人都很爱吃川菜，我们之所以能够感觉到辣椒的辣味，就是因为我们的受体感知到了辣椒素的刺激。那作为原核生物，细菌通过什么样的方式感知外界环境的刺激呢？答案是一样的，也是通过受体。实际上，包括细菌在内的大部分病原体通常对我们无害。每个人的皮肤表面都生长着金黄色葡萄球菌、绿脓杆菌，但它们和我们相安无事。甚至胃里的幽门螺杆菌绝大多数时候非但对我们没有伤害，反而有一定的好处。但是它们如果遇到了伤口，就趁机会进入人类或动植物的体内。

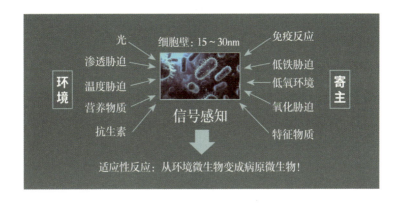

对细菌来说，人类是最好的培养基之一，唯一的缺点就是人类有免疫系统，会对细菌进行攻击。当免疫系统要攻击细菌的时候，细菌也能够感知免疫反应，为了生存，它们就会对人类或动植物发起进攻。这就是细菌"由好变坏"的过程，而这个过程中的核心部分就是感知外界信号的不利刺激。

细菌的受体，或者说细菌的智商是由什么决定的呢？人类的受体大多是丝氨酸、苏氨酸或酪氨酸激酶，而细菌的智商主要是由"双

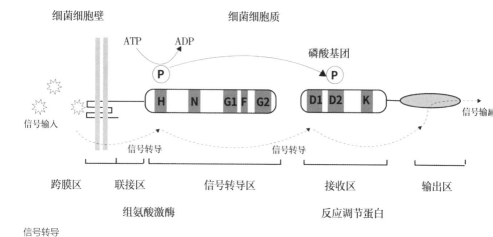

细菌细胞壁　　　　　　　细菌细胞质

ATP　　ADP

磷酸基团

P　　　　　　　　　　　　P

信号输入

H　N　　G1 F G2　　　　D1 D2　　K

信号输出

信号转导　　　　　　信号转导

跨膜区　　联接区　　　信号转导区　　　　接收区　　　　输出区

组氨酸激酶　　　　　　　　反应调节蛋白

信号转导

组分调节系统"（或"双因子信号转导系统"）控制的。这种系统堪称世界上最简单的信号系统，因为它仅仅由两种蛋白质组成。一种蛋白质是组氨酸激酶，这种激酶往往挂在细胞膜上，是一种跨膜蛋白。组氨酸激酶就像辣椒素受体一样，可以感知外界环境的刺激。然后，它就会把一个磷酸基团传递给细胞内的反应调节蛋白。另一种蛋白质控制细菌的行为，让细菌做出适应性反应。为什么我会把这种系统与细菌的智商联系在一起呢？这是因为几乎所有细菌的生理代谢行为都由其控制。

　　下页的表格列出了各种细菌的双组分调节系统中蛋白的数量。如果将其作为评价智商的一项指标，我们就可以给细菌的智商打分。

　　细菌里面的天才、智商最高的细菌是黄色黏球菌。这种细菌非常厉害，它会吃别的细菌，智商接近300。我们熟知的大肠杆菌，以及下文会介绍的、我们实验室研究的野油菜黄单胞菌，智商超过60，它们基本可以算作高智商细菌。是否存在低智商的细菌呢？当然。而且低智商的细菌对人类造成的危害最大，它们往往都是病原

细菌名称	细菌简介	"IQ"值
黄色黏球菌	一种具有多细胞发育过程的"高级"细菌	274
耐辐射甲养菌	一种耐同位素辐射的环境微生物	172
铜绿假单胞菌	动物表皮感染、肺炎病原	135
野油菜黄单胞菌	十字花科植物黑腐病病原	106
水稻黄单胞菌	水稻白叶枯病病原	102
肠沙门氏菌	肠道感染病原微生物	64
大肠杆菌	模式细菌	63
金黄色葡萄球菌	动物表皮感染、肺炎病原	34
苜蓿中华根瘤菌	豆科植物固氮细菌	31
肺炎链球菌	动物肺炎病原	27
结核分枝杆菌	动物结核病病原	22
类球红细菌	一种光合细菌	2
立克次氏体	斑疹伤寒病原	7
支原体	尿道感染病原	0

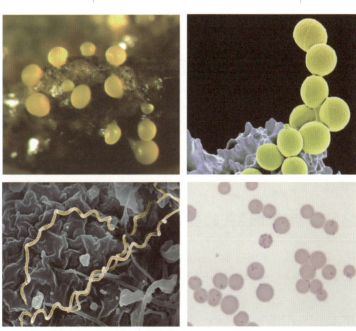

黄色黏球菌（左上）、金黄色葡萄球菌（右上）、梅毒螺旋体（左下）、支原体（右下）

性微生物。以支原体为例，支原体是最简单的生物之一，它并不编码双组分调节系统，所以智商是 0。我们人类如果被这些低智商的细菌感染，肯定会产生症状。

我们实验室主要研究一种植物病原性细菌，它叫作野油菜黄单胞菌。你可能第一次听说这个细菌的名字，实际上我们对它很熟悉——它会导致十字花科植物[1]患黑腐病。例如，白菜叶子上出现干而黑的病斑，就是这种细菌导致的。此外，它还是用于工业发酵的微生物之一，大众工业产品黄原胶就是由野油菜黄单胞菌发酵而成的。你可能觉得黄原胶也很陌生，但我们每天都要接触。例如，化妆品、护肤品、酸奶、冰激凌，这些我们日常生活中常见的产品里都有黄原胶，它是非常好的稳定剂和增稠剂。

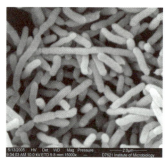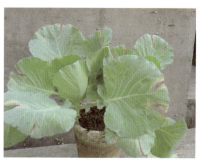

野油菜黄单胞菌（左）、十字花科植物感染的黑腐病（右）

细菌的智商表现在哪些方面？

到底怎么在科学实验室里研究细菌的智商呢？要想研究组氨酸激酶的功能，就一定要让这种蛋白质在体外表达出来，从而在

1　植物中最繁盛的科之一，也是经济价值最大的科之一。花瓣 4 枚，呈十字形排列，并因此得名。常见的十字花科蔬菜有卷心菜、花椰菜、白菜、青甘蓝、芥菜、芜菁等。

体外研究它的活性，这个过程就是生物化学研究。但是，研究组氨酸激酶有两个困难之处：第一，它是一种跨膜蛋白，有跨膜区。这项研究难度太大。大多数情况下，让蛋白质表达需要去除跨膜区。但对受体而言，去除了跨膜区就意味着去除了信号感知的区域。这就像排演《王子复仇记》，导演留下了哈姆雷特，却去掉了奥菲利亚。

第二，组氨酸激酶被磷酸化后，它的磷酸化半衰期特别短。我们实验室曾经研究了一种蛋白质，它的半衰期只有10秒。换句话说，当我们检测它的信号的时候，在第5秒我们还没有看到信号，到了第10秒，信号已经没了。我们只能用分子生物学中最灵敏的同位素标记法来标记磷酸基团，通过这种方式看到激酶的信号。所以，在中国科学院微生物研究所，我们实验室的同位素用量超过全研究所用量的2/3。

在过去几年中，我们实验室的多位博士生和已经获得学位的博士，每天和细菌智商"斗智斗勇"，探索细菌到底能够感知什么样的信号。后面的故事都是由这些聪明的年轻人创造的。

下图中的"章鱼哥"一会儿变黑，一会儿又变亮。"章鱼哥"为什么会发光呢？并不是因为它本身会发光，而是因为一种和它共生的细菌。这种细菌叫费氏弧菌，当种群数量特别大的时候，它就

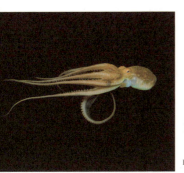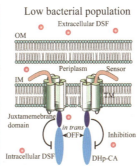

发光的章鱼（左）、细菌群体感应信号过程（右）

能感知到群体的密度，从而发光。

　　细菌，特别是病原性细菌，在感染人类的时候从来都不是单打独斗，而是"群起而攻之"的。因此，细菌一定能够感知到底自己是"一个细菌"在战斗，还是和"一伙细菌"在攻击寄主。我们实验室发现了一种名为RpfC的组氨酸激酶，它能让细菌感知自身分泌的某种脂肪酸信号。这样细菌就能知道："现在有'一伙细菌'在进攻人类，不要怕，冲吧！"这是一个非常可怕的现象。生活方式的转变是非常重要的，比如南方人来到北方，就要适应食物上的转变。对于一个病原性微生物，它生活在外环境中和生活在寄主体内是完全不一样的：在外环境中，它往往能游动，与世无争。这时它不会分泌独立因子，也就不会对寄主细胞造成伤害。

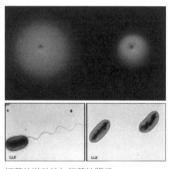

细菌的游动性与细菌的鞭毛

　　但是进入寄主体内后，它一定会"对付"寄主。我们发现了一种名为RavS的受体组氨酸激酶，它在控制细菌生存方式转变中发挥重要作用：它能感知细菌细胞内第二信使的信号，从而让细菌迅速从"和平"模式转向"战争"模式。这是一个惊人的过程。

　　细菌依赖受体来感知环境。在这方面，细菌比人类更"聪明"。人类的祖先曾经以果实为食，这种饮食结构使得现代人的肠胃和代谢系统难以适应大鱼大肉的生活方式。很多人吃得过多，于是患上了肥胖症。以铁的摄取为例，铁对生物体至关重要：人类如果缺铁就会贫血，细菌如果缺铁也无法生存。然而，过多的铁又会毒害生物体。因此，当铁摄入过多时，生物体必须停止摄取；若生物体缺乏铁，就需要主动寻找铁元素来补充。

　　我们发现，细菌的细胞膜上有一种叫作VgrS的受体组氨酸激酶，当细菌生活在植物体内并且缺铁的时候，它就会启动："我现在要吃很多很多的铁。"一旦摄入太多的铁，细菌体内又会有另一个受体感知铁浓度太高，此时它就会停止摄入铁。从这个角度来说，细菌的克制力比人类强。

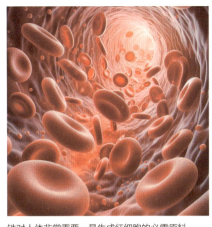

铁对人体非常重要，是生成红细胞的必需原料

既然细菌能够感知铁的浓度，那它能否感知寄主的存在呢？当然可以，我们实验室的一项研究发现了一个很有趣的现象。我们都喜欢吃草莓，有些草莓非常大，通常这是在细胞分裂素的刺激下长成的。

植物激素控制植物的生长和发育，而受体组氨酸激酶PcrK能够直接感知植物激素、细胞分裂素的存在。感知后，细菌就会知道："我现在生活在植物寄主体内，植物很快就要用氧化胁迫来收拾我、杀死我。"因此，它会马上启动一系列抗氧化胁迫的生理代谢，来对抗来自寄主植物的伤害。我们将这个过程戏称为"细菌也有联想能力"。细菌感知到植物激素，于是联想到，自己生活在一个非常可怕的地方，从而马上启动适应性反应，让自己生存下去。这就是我们看不见的细菌的聪明之处。

细菌能不能像动物一样感知气体的存在呢？答案依然是肯定的。香蕉是我们常见的水果之一。我们经常发现，青绿色的香蕉放置一段时间后，就变黄并且熟透了。为什么呢？因为气态植物激素乙烯能够促进植物的成熟和衰老。那么乙烯能不能被细菌感知呢？我们的研究发现了一种名为BerK的受体组氨酸激酶，它确实能感知乙烯的存在，让细菌知道自己生活在植物体内，于是启动独立因子的表达，消化植物的细胞壁，以此对抗寄主对它

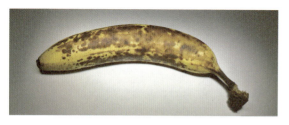

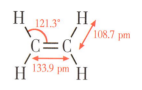

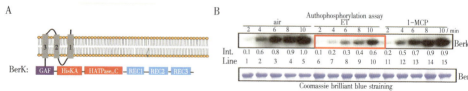

细菌能够闻到乙烯的味道

的伤害。

　　细菌能感知温度吗？可以的。我们发现了一种受体组氨酸激酶下游的蛋白质，它会随着温度的变化降解不同的底物。显然这种蛋白质是细菌的温度计，它能知道自己是生活在28℃还是37℃。实际上，很多寄生于哺乳动物的病原性细菌都能够感知37℃的环境温度——恰好就是人体或者动物体内的温度。

　　另外，细菌也能感知咖啡因的存在。咖啡因是植物在进化过程中产生的一种生物碱，它主要是用来对付昆虫的，很多昆虫会因为植物中的咖啡因而死亡。但是，人类进化出了代谢咖啡因的代谢系统还有受体，所以很多人喝了咖啡之后不会有不良反应，甚至不少科研人员因为压力太大而离不开咖啡。我们研究的一种受体能够与咖啡因结合。一杯咖啡"下肚"后，我们还没兴奋起来，肠道内的细菌就已经知道："我的主人刚刚喝了一杯卡布奇诺。"

　　了解了这么多细菌，我们不禁感叹，还有什么是细菌无法感知的？除了我所在的实验室，世界上很多研究细菌感知的实验室都揭示了一个普遍的真理：凡是人类能够感知的信号，细菌都能感知；人类无法感知的信号，细菌也能感知，比如各种各样的元素、无机化合物、生物大分子、水、湿度、温度、压力、触觉等。

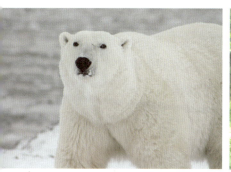
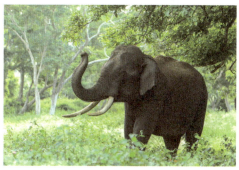

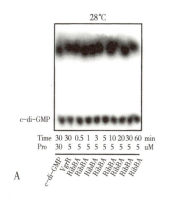

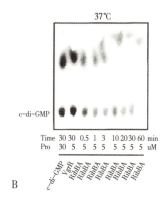

	28℃								

c-di-GMP

Time	30	30	0.5	1	3	5	10	20	30	60	min
Pro		30	5	5	5	5	5	5	5	5	uM

c-di-GMP VgR RibBA RibBA RibBA RibBA RibBA RibBA RibBA RibBA

A

	37℃								

c-di-GMP

Time	30	30	0.5	1	3	10	20	30	60	min
Pro		30	5	5	5	5	5	5	5	uM

c-di-GMP VgR RibBA RibBA RibBA RibBA RibBA RibBA RibBA

B

生活在不同环境的哺乳动物（上）、处于中温的组氨酸激酶（下左）、处于高温的组氨酸激酶（下右）

细菌真是太厉害了。

我们对细菌的认识才刚刚开始

研究细菌究竟有什么用？细菌研究太重要了。病原性细菌是非常重要的、导致人类患病和死亡的微生物，但1928年青霉素的发现改变了这一切。在1949年之前，我国的人均寿命在35岁左右。青霉素和抗生素的发现使这个数字提升了24岁，这是微生物学对人类的巨大贡献。

但如今，抗生素的发现越来越难，越来越慢。此外，一个更严

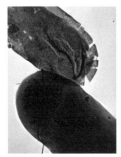
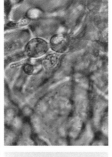
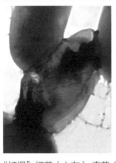
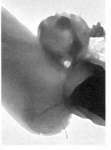

"打爆"细菌（上左）、真菌（上右）、革兰氏阴性菌（下左）、革兰氏阳性菌（下右）

重的问题就是细菌的耐药性。每年，医院里面因耐药性而死亡的人数超过1000万。为什么呢？因为抗生素主要以"打死打伤"细菌为目标，在如此强的自然选择压力之下，细菌能很快就进化出耐药性。

我们已经知道，无害的微生物从外环境进入人体后变成病原性微生物是因为感知。那么，我们能不能发展出新型化合物来控制细菌的"智商"，迷惑它，干扰它，让它认为自己还生活在外环境里，从而避免它对人类或动植物产生伤害呢？这样的化合物毫无疑问会成为创新性抗生素。正因如此，我们实验室现在除了研究细菌和植物的相互作用之外，还研究细菌如何与其他细菌相互作用。

上左是我研究的一种细菌，它的学名是嗜麦芽窄食单胞菌。这种细菌简直就是"吃货"，它什么都吃，比如革兰氏阳性菌、革兰氏阴性菌、真菌，并且可以把细菌"打爆"。我们可以通过研究这样的细菌了解它究竟用什么化合物来杀死其他细菌。这种化合物就是未来的抗生素。

我在这里介绍的只是关于微生物的几则有趣的故事而已。实际上，地球是"微生物的地球"。地球上的植物种类总数不超过40万，全部动物（包括昆虫）不超过800万种。而微生物有多少呢？微生物包括病毒、细菌、真菌、古菌和一部分单细胞藻类，其总数是不可估计的。保守估计，地球上的微生物有1万亿种，是植物和动物种类总数的500万倍。我们对细菌乃至微生物的认识才刚刚开始。在这里，我呼吁正在阅读的你未来可以加入微生物的研究中。

最后，我来回答一开始提出的问题：人类和细菌的智商孰高孰低？我在2000年进入中国科学院微生物研究所读博士后才开始研究细菌。客观地说，我认为人类和细菌在智商上势均力敌。如果你问我内心的真实想法，我不得不承认，细菌更胜一筹。

思考一下：

1. 简单介绍双组分信号转导系统。

2. 为什么低智商的细菌往往对人类危害更大？

3. 细菌比人类更"聪明"，这体现在哪些方面？

4. 为什么研究细菌的感知能力对人类很重要？

扫一扫，看演讲视频

图片来源说明

4 下：讲者供图

7 Borsook, Neuroscientist, 2010

9 讲者供图

10 https://aneskey.com/the-role-of-transcutaneous-electrical-nerve-stimulation-tens-in-pain-management/.

11 The Role of Transcutaneous Electrical Nerve Stimulation (TENS) in Pain Management |
   Anesthesia Key 下：讲者供图

13 Lu et al, Ann. N. Y. Acad. Sci, 2021

14 讲者供图

15 胡理 等, 科学画报, 2016

16 讲者供图

17 Hu et al, Trends in Neurosciences, 2016

18 讲者供图

28 左："Cytosine 3H" by Yikrazuul is in the public domain.

   右："Chemical diagram for 5-methylcytosine" by Innerstream is in the public domain.

29 "Epigenetische Mechanismen" originally by National Institutes of Health, derived by Henry
   Sonnet is licensed under CC0 DEED.（图片进行了汉化）

31 讲者供图（图片进行了汉化）

37 讲者供图

38 上："Motoneuron" by ChalkJunkie is licensed under CC BY-SA 4.0 DEED.

   下："Spinal cord tracts -Chinese" originally by Polarlys and Mikael Häggström, derived by Y
   Chen is licensed under CC BY-SA 3.0 DEED.

39 "Microglia and neurons" by GerryShaw is licensed under CC BY-SA 3.0 DEED.

40 左："Axolotl-2193331 1280" by LaDameBucolique is licensed under CC0 DEED.

41 "Uridine 3D ball" by Jynto is licensed under CC0 DEED.

42 "Difference DNA RNA-DE" by Sponk is licensed under CC BY-SA 3.0 DEED.（图片进行
   了汉化）

43 讲者供图（图片进行了汉化）

44 上："Big island, Hawaii (46276836491)" by dronepicr is licensed under CC BY 2.0 DEED.

   下："Protein FOXO3 PDB 2K86" by Pleiotrope is in the public domain.

50 "Circadian time signatures of fitness and disease", Joseph Bass and Mitchell A. Lazar（图片
   进行了汉化）

52　讲者供图

53　"The Meter of Metabolism", Carla B. Green, Joseph S. Takahashi, and Joseph Bass

54　"Circadian Integration of Metabolism and Energetics", Joseph Bass and Joseph S. Takahashi（图片进行了汉化）

55　上：讲者供图

56　讲者供图

58　讲者供图

59　上："Perchance to Prune: During sleep, the brain weakens the connections among nerve cells apparently conserving energy and, paradoxically, aiding memory", Giulio Tononi and Chiara Cirelli（图片进行了汉化）下: Spine Dynamics by Mrazadazdazz under CC BY-SA 3.0

61　上："The aging clock: circadian rhythms and later life", Suzanne Hood and Shimon Amir（图片进行了汉化）下: "Sleep and Human Aging", Bryce A. Mander, Joseph R. Winer, and Matthew P. Walker

62　上："Circadian clocks and neurodegenerative diseases: time to aggregate?", Michael H Hastings and Michel Goedert（图片进行了汉化）下: "Sleep and Circadian Rhythm Regulation in Early Parkinson Disease", David P. Breen, MRCP; Romina Vuono, PhD; Upekshani Nawarathna, BSc; Kate Fisher, BSc; John M. Shneerson, MD; Akhilesh B. Reddy, PhD; Roger A. Barker, PhD

64　左上: Drosophila melanogaster Proboscis by Sanjay Acharya under CC BY-SA 4.0 左下：cc licensed image by George Shuklin from wikimice

65　讲者供图

72-78　讲者供图

83　"Histopathology of Alzheimer's disease" by Mikael Häggström and brainmaps.org is licensed under CC BY 3.0 DEED.

84　"Alois Alzheimer 002" by unknown artist is in the public domain.

87　下："Gabriel Garcia Marquez, 2009" by Festival Internacional de Cine en Guadalajara is licensed under CC BY 2.0 DEED.

88　左："Margaret Thatcher" by Unknown photographer is licensed under CC BY-SA 3.0 DEED.
　　右："Official Portrait of President Reagan 1981" by Michael Evans is in the public domain.

89　左："Charles K. Kao cropped 2" by David Dobkin is licensed under CC BY-SA 3.0 DEED.
　　右："Beckenbauer, Müller, Lattek" by Nationaal Archief, Den Haag, Rijksfotoarchief is licensed under CC0 DEED.（图片进行了剪裁）

90　"Rita Hayworth 1940s" by unknown artist is in the public domain.

91　讲者供图

93　讲者供图

100　上: The Brain and Behavior, © T. Hampton　下: ©Science

101　讲者供图

103　讲者供图

106　©联合国

107　©世界卫生组织

109　讲者供图

119　讲者供图

122　讲者供图

128-129　讲者供图

130　上右: 讲者供图

131-132　讲者供图

134　讲者供图

136-140　讲者供图

146-147　讲者供图

149　左: Amish Man in straw hat, suspenders, and shenandoah beard by Ivan McClellan under CC BY-SA 2.0

150　讲者供图

151　下左: Neuro-ms by Baburov under CC BY-SA 4.0

153　讲者供图

155-156　讲者供图

160　讲者供图

图片来源: Liljemark, W. F., & Anderson, D. L. (1970). Morphology and Physiology of the Intracellular Development of Bacillus subtilis Bacteriophage φ25. Journal of virology, 6(1), 114-124.

Gambelli, L., Cremers, G., Mesman, R., Guerrero, S., Dutilh, B. E., Jetten, M. S., ... & Van Niftrik, L. (2016). Ultrastructure and viral metagenome of bacteriophages from an anaerobic methane oxidizing Methylomirabilis bioreactor enrichment culture. Frontiers in Microbiology, 7, 1740.

161　讲者供图

图片来源: Belnap, D.M. (2021). Detection of Bacteriophages: Electron Microscopy and Visualization. In: Harper, D.R., Abedon, S.T., Burrowes, B.H., McConville, M.L. (eds) Bacteriophages. Springer, Cham. https://doi.org/10.1007/978-3-319-41986-2_18

Agirrezabala, X., Martín-Benito, J., Castón, J. R., Miranda, R., Valpuesta, J. M., & Carrascosa, J. L. (2005). Maturation of phage T7 involves structural modification of both shell and inner core components. The EMBO journal, 24(21), 3820-3829.

162 上："Twort" by unknown artist is in the public domain.

中：讲者供图（图片来源：Hoyles et al., Res. Microbiol. 2014）

163 讲者供图（下图图片来源：PLoS Pathog 11(6): 32767.doi:10.1371/journal.ppat.1004847；且图片进行了汉化）

164 左："Emmanuelle Charpentier" by Bianca Fioretti, Hallbauer & Fioretti, copyright is owned by Emmanuelle Charpentier who made it a Creative commons picture.

右："Professor Jennifer Doudna ForMemRS" by Duncan.Hull is licensed under CC BY-SA 3.0 DEED.（图片进行了剪裁）

165 "Félix d'Hérelle" by unknown artist is in the public domain.

166 左："Synthetic Production of Penicillin TR1468" by official photographer is in the public domain.

右："Sample of penicillin mould presented by Alexander Fleming to Douglas Macleod, 1935 (9672239344)" by Science Museum London / Science and Society Picture Library is licensed under CC BY-SA 4.0 DEED.

167 讲者供图

图片来源：da Silva, A. T., Cândido, A. E. C., Júnior, E. D. C., do É, G. N., Moura, M. P., Souza, R. D. F., ... & da Costa, M. M. (2024). Bactericidal and Synergistic Effects of Lippia origanoides Essential Oil and Its Main Constituents against Multidrug-Resistant Strains of Acinetobacter baumannii. ACS omega, 9(43), 43927-43939.

Dedrick, R.M., Guerrero-Bustamante, C.A., Garlena, R.A. et al. Engineered bacteriophages for treatment of a patient with a disseminated drug-resistant Mycobacterium abscessus. Nat Med 25, 730‑733 (2019).

174 左："Pamela Ronald at Pop!Tech 2008" by Pop!Tech is licensed under CC BY 2.0 DEED.

右："Nobel Prize 2011-Press Conference KI-DSC 7609" by Holger Motzkau is licensed under CC BY-SA 3.0 DEED.

176 讲者供图

177 上左："Myxococcus xanthus" by Michiel Vos is licensed under CC BY 2.5 DEED.

上右："Methicillin-resistant Staphylococcus aureus Bacteria" by NIAID/NIH is in the public domain.

下左："Treponema pallidum Bacteria (Syphilis)" by NIAID is licensed under CC BY 2.0 DEED.

下右："M. haemofelis IP2011" by Nr387241 is licensed under CC BY-SA 3.0 DEED.

178 讲者供图

179 右：讲者供图（图片来源：PLoS Pathogens）

180 讲者供图（图片来源：PLoS Pathogens）

182　上右："Ethylene-CRC-MW-dimensions-2D" by Ben Mills is in the public domain.

　　　下：讲者供图

183　下：讲者供图

184　讲者供图

其他图片来源：公共版权图片、pixabay图库、pxhere图库、pexels图库、unsplash图库、站酷海洛图库、veer图库、视觉中国